うつ再発

休職中の告白

「私たち」はいま、こんなことを考えています

田村浩二

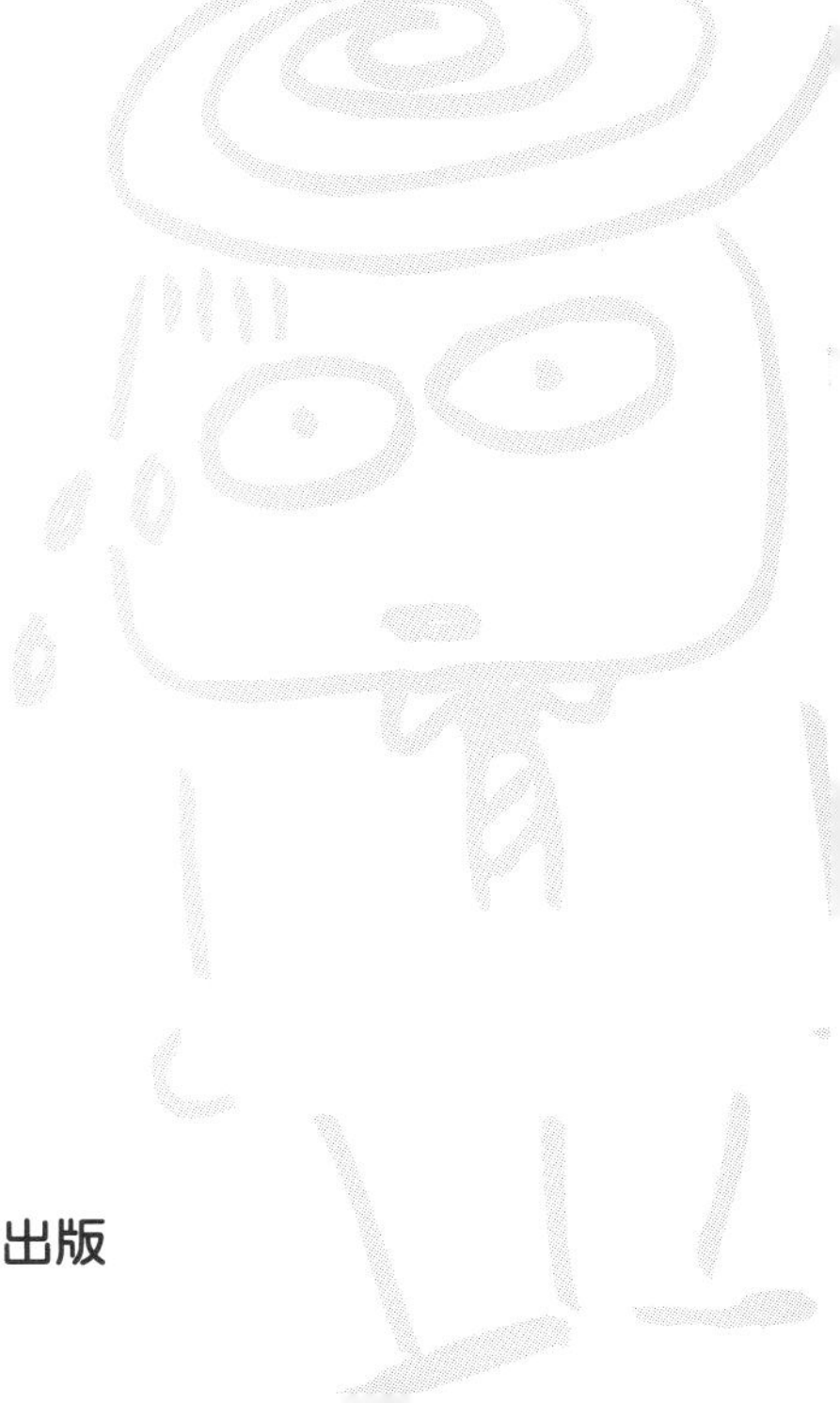

ハート出版

はじめに

私は今回、二度目のうつ病を発症しました。つまり、「うつ病の再発」です。私は、一度目のうつ病のときに、長期の休職をした後、職場復帰を果たし、それから数年間は何とか普通に仕事をこなしてきました。

うつ病は一般的にも再発率の高い病気だと言われていますし、少なからず、私の心の片隅にも常にそのことは意識としてありました。「一度うつ病を体験したからもう絶対にならない」などといった気持ちはまったくなかったのです。そして、思っていた通りというか、「うつ病の再発」を体験することになってしまいました。

本文でも触れていますが、私は一度目のうつ病が良くなったときに、「実体験に基づくうつ病対処マニュアル50か条」（星和書店）という本を出版させていただきました。

これは、どちらかというと、初めてうつ病に罹患した場合の対処法などについて私なりの体験談も交えながら書き綴ったものであり、初めてうつ病を発症した方などには今でも非常に有意義な本だと思っております。

しかしながら、当時は当然経験もしていないのですから、うつ病の再発ということに関してはまったくと言っていいほど言及していませんでした。

そこで、今回は是非とも「うつ病の再発」といったことに焦点を絞ったものを書いてみようと思った次第です。

うつ病でも、とんでもなくつらいときと、少しは気持ちが落ち着いているときがあったりします。一日の中でもある程度は気分の変化もあります。したがって、そのとき、そのときの正直な気持ちを吐露しており、ところどころ矛盾した内容になっているかもしれません。

私は、うつ病の再発の原因が皆一様だとは思っていませんが、これだけ多くの方がうつ病を再発させてしまうのには何か共通の原因が必ずあるはずだ、そして、それは自らの体験の中からも少しは導き出せるのではないかとの思いから、今回ペンを執らせていただきました。

私は、本書によって、こうすればうつ病の再発が防げるなどといったおこがましいことを書くつもりはありません。それよりも、読んでいただいた方々が、ある種の「共感」みたいなものを感じ取っていただければ一番うれしいのです。うつ病は本当につらい病気です。死んでしまいたくなる病気でもあります。そんなうつ病と長年にわたって付き合っている方もいらっしゃるでしょうし、何度も再発を繰り返している方もいらっしゃるでしょう。

そんな方々からしたら、「お前の体験なんかまだ甘い」とお叱りを受けるかもしれませんが、私は、休職と薬によって、あれだけ回復して良くなっていたものが、なぜまたうつ病の地獄に引きずり込まれてしまったのか、自分なりの考えをどうしても表したかったのです。

本当に少しでも、何らかの「共感」めいたものを本書から感じ取っていただければ幸いです。

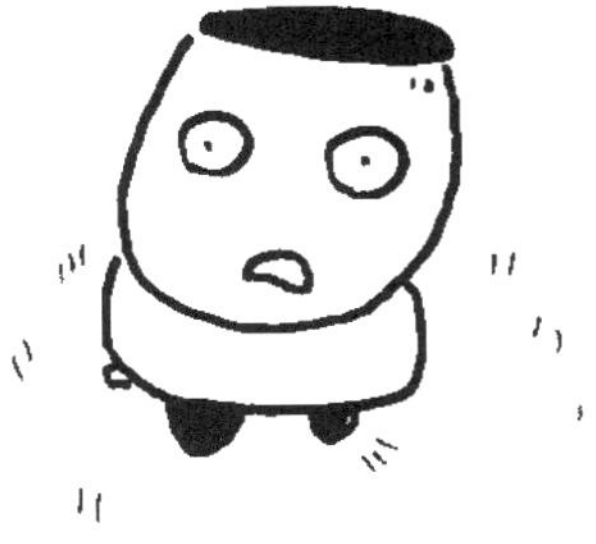

目次

第三章　うつ病の具体的な症状　65

第四章　「自殺」を考える　85

第一章　うつ病と私

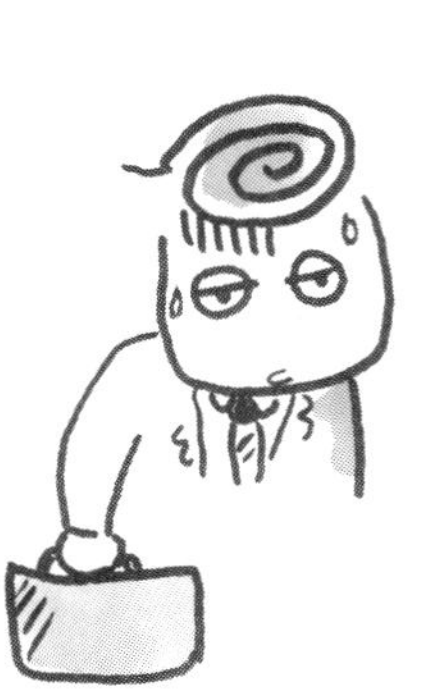

がんばりすぎ

スーボー／作

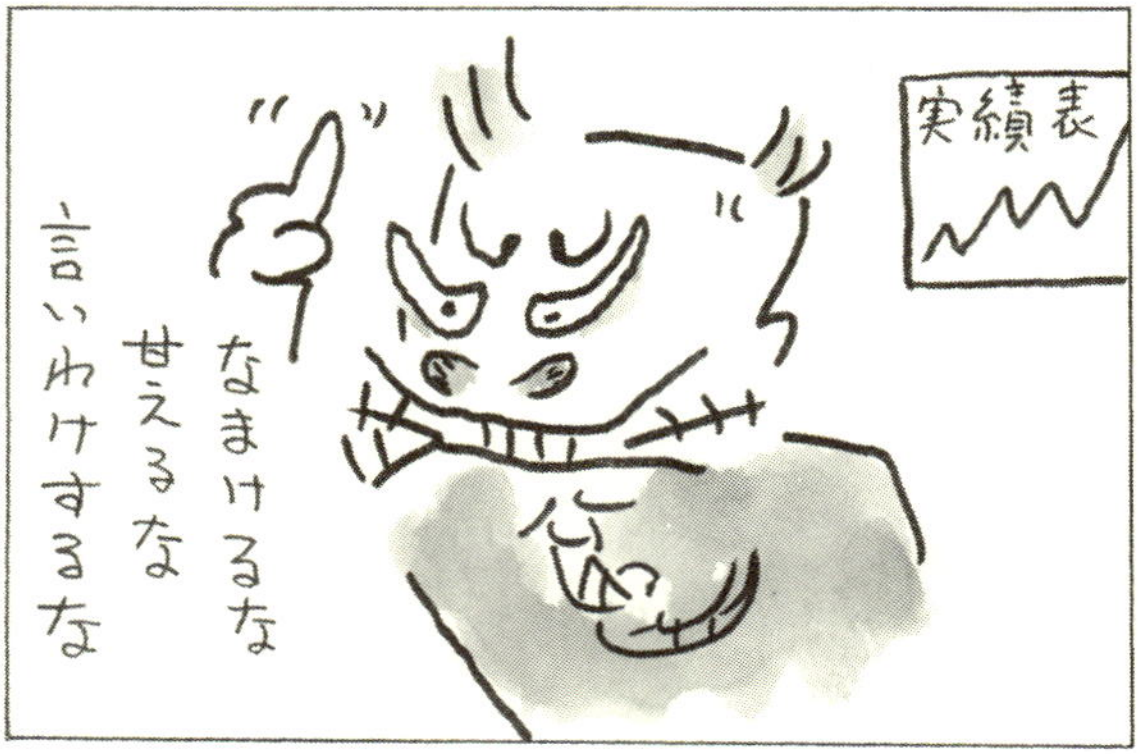
実績表
なまけるな
甘えるな
言いわけするな

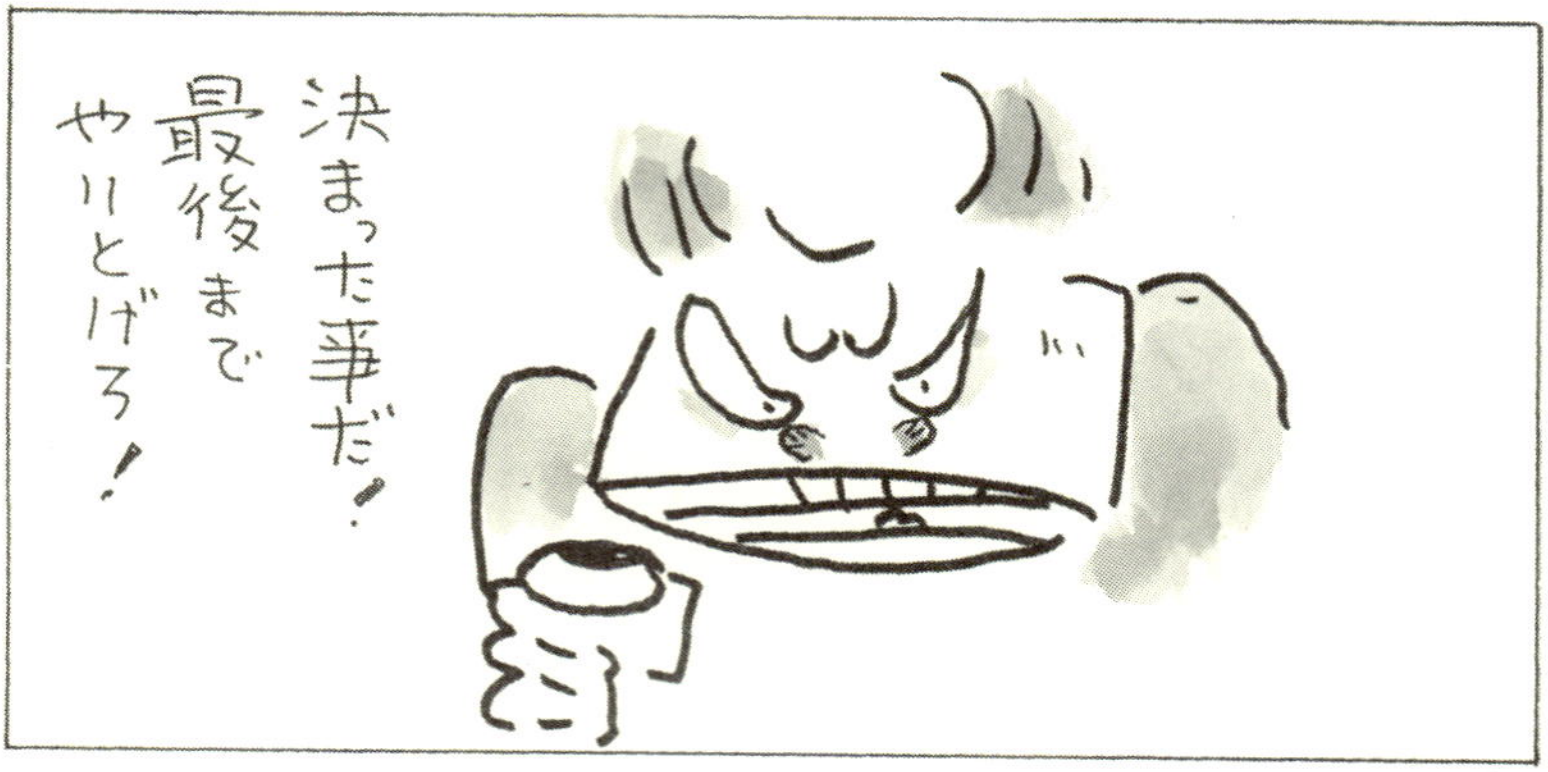
決まった事だ！
最後までやりとげろ！

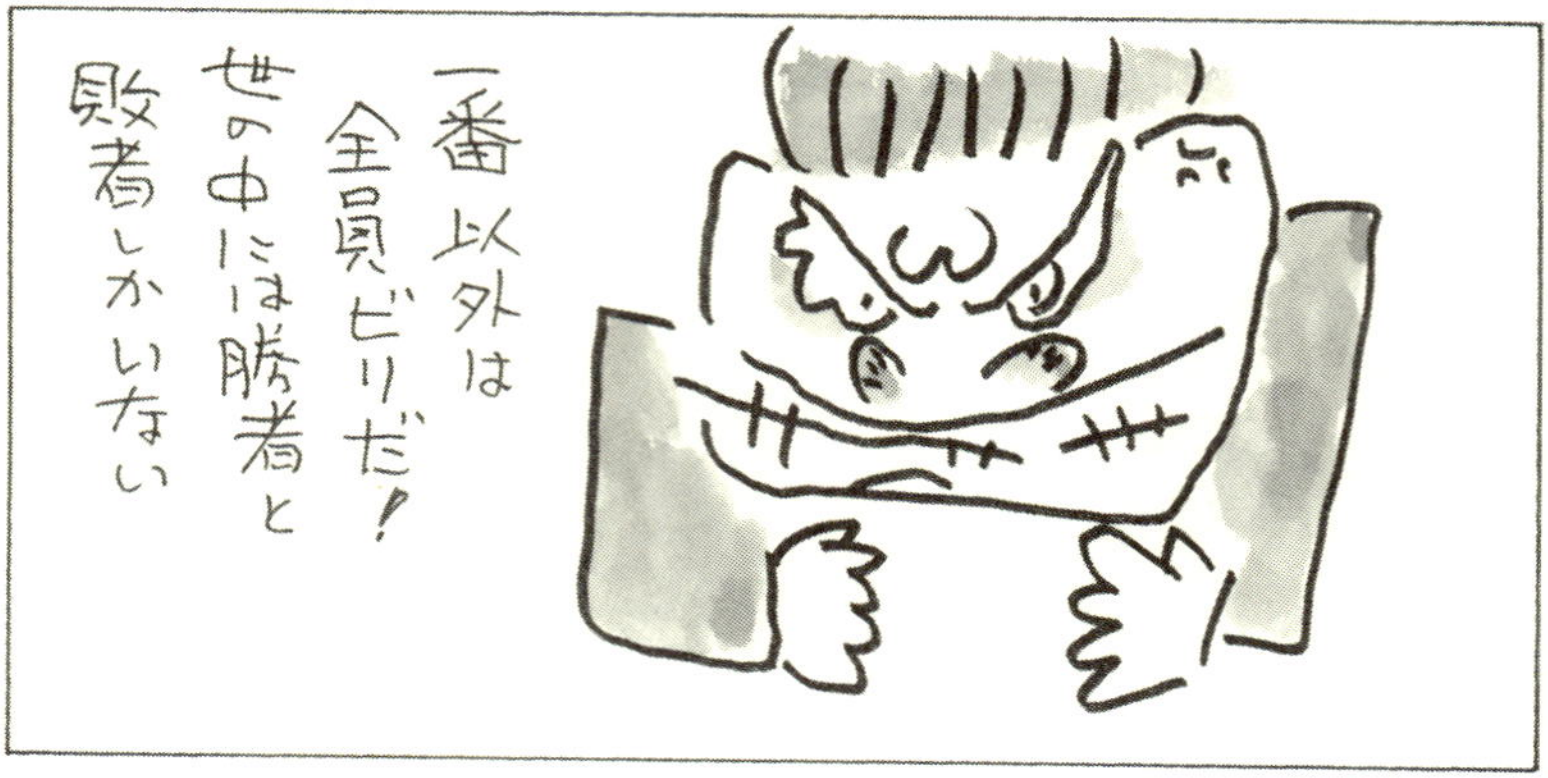
一番以外は全員ビリだ！
世の中には勝者と敗者しかいない

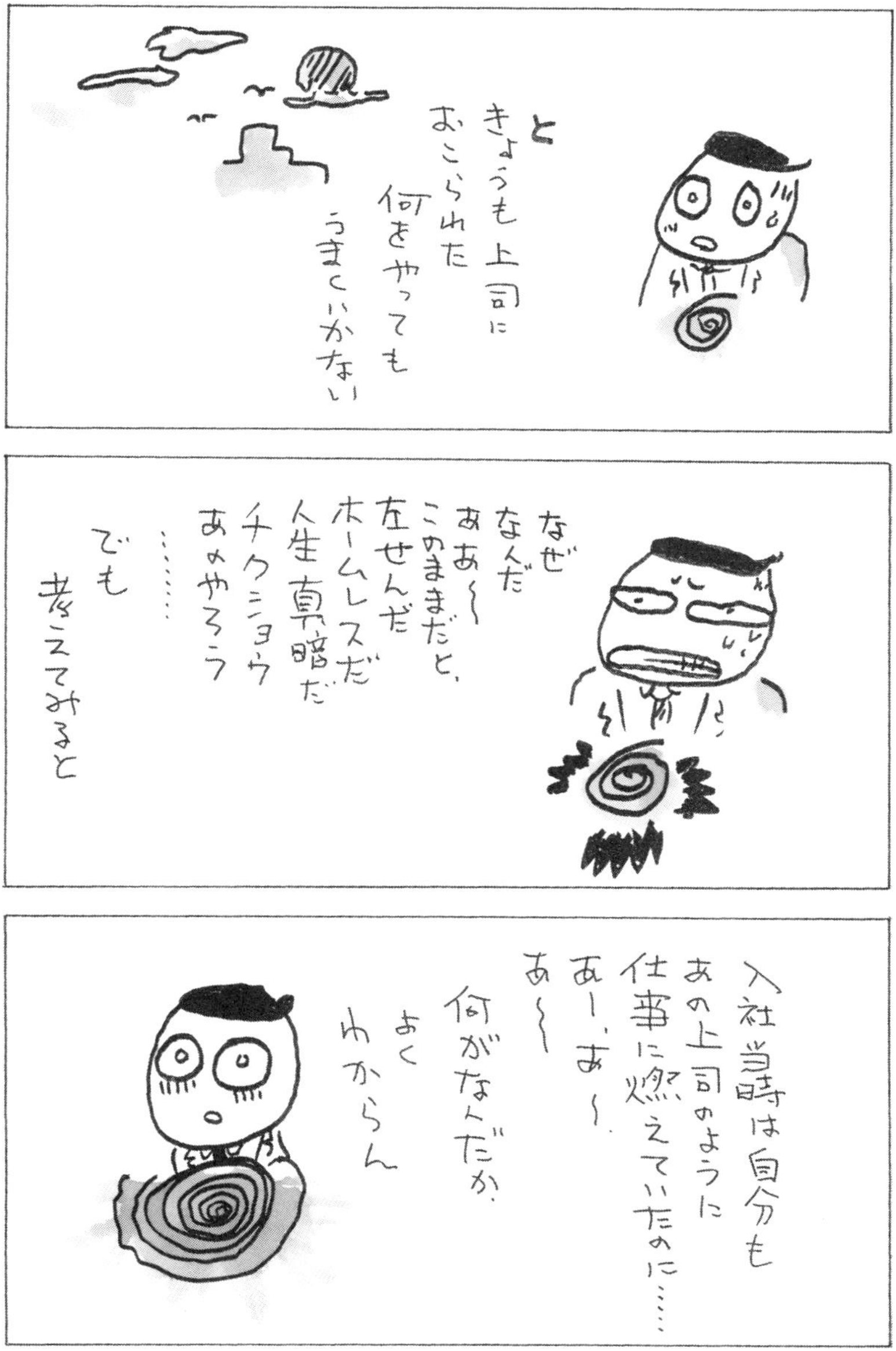
と
きょうも上司に
おこられた
何をやっても
うまくいかない
なぜ
なんだ
ああ～
このままだと、
左せんだ
ホームレスだ
人生真っ暗だ
チクショウ
あのやろう
……
でも
考えてみると
入社当時は自分も
あの上司のように
仕事に燃えていたのに……
あー、あ～
あ～
何がなんだか
よく
わからん

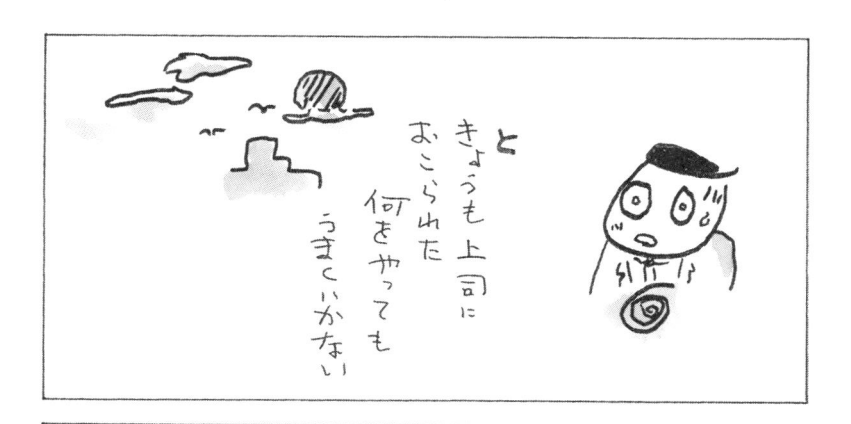

「はじめに」でも触れましたとおり、本書のテーマは「うつの再発」です。とはいえ、再発するためには必ず最初の発病があり、それに触れずしていきなり再発について語っても、背景がわかりにくいと思います。

本章では、私がどうしてうつ病になったのか、そして「うつ」という病気に対してどのように考えているのか、そのあたりについて書いてみたいと思います。

職場復帰

私は、職場に原因、あるいは職場に対する私の考え方・感じ方・価値感の相違などが原因でうつ病を患い、一年二ヶ月という長い期間休職をしました。

休職期間中は、どうすれば会社を辞められるかということばかりを真剣に考えていましたが、結局何のヒントも見つからないまま一年二ヶ月が過ぎてしまい、私は再び元の職場に戻ったのです。

戻った当初は年度も終わりに近づいていた頃でもあり、簡単な経理事務や雑務をあてがってもらっていました。そして、年度変わりの時期の人事異動で私は違うところに移されたのですが、これがまた私がかなり不得意とする分野であったため、早速その時点でパニックになってしまったのです。こんな部署の仕事が自分に勤まるはずがないと本気で思いました。

上司がこの異動は失敗だったと気付くのに、そう時間はかかりませんでした。普通の人には分かってもらえないかもしれませんが、本当に仕事ができないのです。怠けているのではなく、能力的にこなせないのです。いくらやろうと思って自分の尻を叩いてもやる気も知恵もまったく湧いてきません。

周りの人たちにも迷惑をかけていることは自分が一番よく感じるので、余計にうつ的症状に拍車がかかっていったのです。

実は異動前に一応異動希望を提出していたのですが、会社側はそれを無視して「これならできるのでは」と思った会社側の思惑によるセクションに移したのです。これは私は今でも会社側の好意でやってくれたと思っていますが、自分の思いとは裏腹の人事でした。私はそのとき、やはり自分のことは自分が一番よく知っている、他人にはけっして分かるものではないということを痛感しました。

実は人事異動の少し前に、かなりの上司（トップクラス）からじきじきに気を使ってもらい、「こんな仕事はどうかな」と聞かれたことがありました。私は正直な気持ち、つまり「あまり好まない」と言いましたが、もう既にその時点ではそうなることが決まっていたのでしょう。結果はその上司が言ったとおりの異動になったのです。

本来なら、ここが良いとかここは嫌だとかいったことはサラリーマンの世界では許されないことは私も重々承知していますが、ここはあくまでも希望をきかれているのですから、「あまり好まない」と正直に言ったのです。

ということで、職場復帰一年目の私の異動は大失敗でした。読者の中にはきっと「甘えているだけではないか」、「与えられたポジションで精一杯頑張るのがプロなのではないか」などと思う方もきっといらっしゃると思いますが、私の「気持ち」がストップしたままでしたので、体は思うように動かず、また頭もまったく回転しなかったのです。結局私はその一年間はきわめて肩身の狭い思いをしながら過ごすことになってしまいました。

私のそのときのすぐ上の先輩は、何でもてきぱきこなす本当に仕事のできる女性でした。その先輩がはっきりと私に対していらだっているのが分かる、というより目が怒っているのが分かるので、いてもたってもいられないような気になったときもありました。

私は結局その部署は一年で去ることになりました。最後にその先輩に、

「この一年大変ご迷惑をおかけしました。何の役にも立たず、本当に申し訳ございませんでした」

とあいさつをしましたが、彼女はやはりできる女性です。心の中ではどう思っていたかは知りませんが、笑顔で「いいよ、お疲れ様でした」と言ってくれたのです。私はこの笑顔にどれだけ救われたことか。正直に気持ちを伝えてよかったと思いました。

この一年間、彼女にとって私は、いないほうがマシなくらい足手まといだったと思います。いる以上は私も一人の人員として数えられるのですが、実際は半人前も仕事ができていないのですから、先輩がいらだつのもまったく無理のない話でした。目は確かに怒っていましたが、結局一年間一回もキレることもなく我慢してくれていたのだと思います。

このころになると、「自分は何をやってもダメだ」という自暴自棄な思いが頭から離れなくなっていました。そんな思いから、希望なんて書いてもムダだと半ば諦めの境地で、翌年度の異動希望は一切何も書かずに提出しました。

すると今度は、入社して最初に配属されていた古巣の部署に異動が決まったのです。私にとって、この異動命令は嬉しいものでした。なぜなら、嫌ながらもまだマシだと思える唯一のセクションだったからです。

「ああ、これでまたしばらくは何とか一人前の仕事がこなせるだろう」

といった安堵の気持ちが芽生えました。今回は希望も出さなかったのに、上司たちは私が以前から何を希望していたかを汲み取り、異動させてくれたのだと思います。

私は当時の上司にすごく感謝しました。私は元々付き合いも悪く、飲み会などにはまったくといっていいほど出席しなかったのですが、このときの上司の送別会には、そのときの感謝の気持ちから出席したくらいです。

それ以降、うつ的症状は消失していきました。

新しい年度が始まりました。新しい部署は古巣でもあるので、ある程度は勝手を知っており、仕事がしやすかったのです。

しかし、以前やっていたときの感覚で仕事をすることはできませんでした。前にその仕事をしていたのは二十代のときで、まだ世間ずれもしておらず、見るものの見るものが新鮮に感じられたものですが、残念ながら今はもう四十代、物事に対する「価値観」も当時とはすっかり変わってしまっているため、どことなく仕事を客観的に見てしまうのです。

同じことをやっていても価値観が変わってしまうと、以前は重要だと思えたことでも、今は重要だと思えなくなってしまうことってないでしょうか。私の場合はまさにそのような心境になっていました。そのため、仕事は何とか人並みにはこなせるのですが、やっていてまったく面白くないのです。

そんな日々が続いていくうちに、また再びうつ的症状が少しずつ出てきました。うつ病とまではいかないまでも、うつっぽい感覚に捉われるようになっていったのです。

そんな中、私と一緒に仕事をしていた女性が妊娠をしました。基本的にはその部署は私とその女性の二人で仕事を担当していたので、正直妊娠の事実を知らされたときはショックを受けました。しかも、まだ異動してきて間もない頃だったたので、「何で今やねん、俺って本当ついてないなあ」というのが実感でした。

自分は以前、うつ病で一年二ヶ月も休職し、周りの人たちに迷惑をかけました。にもかかわらず、その反対の立場に立たされたとたん自分の運命を呪うとは、なんとあさましいことでしょう。

世の中には心の綺麗な人がいて、自分が不幸でも他人の幸せを心から祝福できる人もいるのかもしれませんが、私は正直そんなに心の大きい人間ではありません。

仕事のパートナーが妊娠すると、その先どうなるかは大体察しがつきます。少なくとも自分の仕事がきつくなることは目に見えているのです。私はその想像に圧倒されてしまいました。

「いつから産休に入るのだろうか」

「それまで毎日来られるのだろうか」

「産休の間、代わりの人員は配属されるのだろうか」

「もしかしたら、今の人員のままやってくれと言われるのではないか」

「少なからずともその人の分の負担が絶対のしかかってくることは間違いない」

こう考えているうちに本当にうつ的症状は一気に悪化してしまい、再び私は向精神薬でも飲まなければとてもやっていけないと思うようになっていたのです。

現に、その女性は、あまり体調が良くないことを理由にそれから度々休みを取ったり、時間年休を頻繁に取るようになったため、早くもその女性の仕事が私に回ってくることになりました。しかも切迫流産の可能性もあるから、しばらく安静にしていなさいという産婦人科の医師の指示により、妊娠がわかってすぐに二ヶ月ほどその女性は休みをとったため、産休に入る前から私の仕事のペースは見事に崩れ去ったのです。

ここで臨機応変な人や心の寛大な人、あるいは普通の人は、そつなく嫌々ながらでもそれらに対処するのでしょうけれども、先ほども述べたように私はとてもそんな寛大な気にはなれませんでした。

気が付けば私は、インターネットで精神科、心療内科を検索していました。運良く職場の近くに新しく開業した心療内科があったので、早速予約の電話を入れたのです。

実はこの電話を入れるかなり前から、また病院に行くかどうか私はすごく葛藤していました。というのも、「嫌いなものはいくら薬を飲んでも変わらない」「薬を飲んでも、根本的なところが解決しなければ同じことの繰り返し」と常々思っていたので、病院に行くことをためらっていたのです。

それに、病院に行くのも結構時間と労力を要するので、それも躊躇する原因になっていました。私は仕事の行き帰りだけでもう十分疲れていたので、それ以外の時間に病院に行く時間がもったいないと感じていたこと、それにどこも病院は満員で待ち時間も相当覚悟しなければならない煩わしさも一因でした。

でももうこのときばかりは、我慢の限界でした。とにかくこの苦しい胸の内を専門家に聞いて欲しいというすがるような思いになっていました。「話を聞いて欲しい」「薬を飲みたい」と思うようになっていたのです。

会社を辞めれば薬なんか要らないことはよく分かっています。でも現実問題として会社を辞めるわけにはいかないのですから、薬でも何でも飲んで少しでも苦痛が軽減されるならば飲もうと決心したのです。

こうして私は、再び向精神薬のお世話になることになってしまいました。ただ、このときの状態というのは、以前休職したときのような脂汗が出る程苦しい症状ではありませんでした。完全なうつ病の再発というよりは、「うつ的症状の再発」といったほうが適切だと思います。

こうして処方された向精神薬を飲み始めました。しかし、これらの薬は飲み始めには何となく「効き目」が感じられるのですが、飲み続けているといずれも「効き目」があまり感じられなくなっていく感じがするのです。

最初は、「ああ、なんとなく効いているなあ」と思えるのですが、時間とともにそれがあまり感じられなくなってくるのです。私は主治医に、「薬を飲み続けることによって、慣れが生じ、効き目が薄れるってことはないですか?」ときいたことがありますが、主治医は「そんなことはない」と言っていました。でもどうしても自分では効いている実感が得られないのです。まあそれが、知らず知らずのうちに効いているのかもしれませんが。その証拠に今薬を止めてしまうと、また薬を欲したりするのではないかと思います。

余談ですが、私が現在通っている心療内科は先ほども述べたように、比較的最近できたところで、住宅街の一角にポツンとあるため、インターネットなどで調べない限りなかなか見つけられないところにあります。

その証拠に以前私が通っていた精神科に比べると格段に待ち時間が短いのです。まだあまり知られてない隠れ心療内科といったところでしょうか。でも、当初駐車スペースが1台しかなかったのが今では近くのガレージを賃貸するくらいにまでなってきているので、流行り出すのも時間の問題かもしれません。

何せ、私の経験からすると、現在では精神科、心療内科はどこも予約で一杯で、患者さんは放っておいても次から次からやってくるという印象があります。

現代は本当に心のケアが重要な時代だと思います。そういった意味でもますますこれからも精神科医のニーズは高まってくるでしょう。

うつ病とは一体何なのか

そもそも、うつ病とはいったいどんな病気なのでしょうか。

私は、その人の価値観に適合していない生活を送っていることを知らせてくれる、「信号」のようなものだと思っています。「信号」という言葉を「警告」と置き換えてもいいと思います。

「あなたの生活が、本来あなたのあるべき姿とは違っていますよ」ということを知らせるためにうつ病は発症するのではないか、と私は最近になって思うようになってきました。

うつ病をけっして悲観的に捉えるのではなく、好機と捉えて積極的に活用していこうというのが、私のうつ病に対する考え方です。うつ病をどうしようもない病気と捉えるのではなく、「このままではいけないんだ」「何とかして変わらなければいけないんだ」と捉えてみてはどうでしょう。もちろん症状がひどいときに慌てて変わろうとする必要はないし、むしろそれは危険なので止めておいたほうがベターだと思いますが、少し症状が落ち着いてくれれば、何かが自分にとって間違っているのではないだろうかとゆっくりとリラックスして考えてみてください。

うつ病になるのは、ほとんどの場合何らかの原因が必ずあるはずです。それは人によって様々だと思いますし、一概には言えませんが、きっと原因があるはずです。その原因にまず気付くこと。そして、どうすればその原因を取り除くことができるかに気持ちを集中すること。同じ苦労するなら徹底的にやりたいことをやって苦労しようではありませんか。

また、同じことをやっていて、特に理由がないような場合でもそれがうつ病の原因になっている場合もあると思います。人は成長します。肉体的な成長は早々と止まってしまいますが、精神的な成長は一生止まることはありません。したがって、同じことをやっていても、成長とともに価値観が変わってしまうことだって考えられるのです。

それまでは従事していたことに価値を見出せたのに、今では見出せなくなるのは私は往々にしてあり得ることだと思います。

現に私は先述したように、二十代の頃はまだ自分のやっていることに少なからず意義を感じていましたが、三十代、四十代になって価値観は変わってしまいました。

うつ病はその過程でやってきたように思います。つまり、うつ病は何度も言いますが、あなたのそのやり方が間違っていますよという自然からの警告だと私は考えています。

私は、うつ病を発症しはじめたときは、どうしていいか分からず、とにかく精神科を訪れ、会社を休職し、薬を飲み、療養しました。うつ病には一に休養、二に休養といわれるほど休養は大切と医師から聞かされていたからです。

そのときは、「変な病気にかかってしまったなあ」「この先本当にやっていけるのでだろうか」とか色々考え悩みましたが、それはそれで意味のあったことなのかもしれません。

色々考えた末に、私にとってのうつ病は明らかに警告だったと思えるようになったからです。だから皆さんもきっとそうだとはけっして思いませんが、中には共感してくれる人もいるのではないかと思っています。

重要なのは脳内物質？

うつ病を医学的見地から見てみましょう。

うつ病は、継続的なストレスなどが原因で、セロトニンやノルアドレナリンなどの脳内神経伝達物質に異常を来たし、頭が働かない、体がだるい、やる気がおきない、何をやっても楽しくないという感覚に襲われる……といった症状が起こります。

継続的なストレスや本人にとって好ましくない状況が続くと、脳はそれを知らせるために異常をきたすのではないでしょうか。

もし、そのような状況下に置いても脳に何も変化がなければ、人間は果たして変わろうとするでしょうか。人間が痛みを感じる原因と同じように、心も痛みを感じるようにできています。それは、そのまま放っておいてはいけませんよという知らせだと認識するのが解りやすいのではないでしょうか。

重要なことは、やはり医者にかかり、ちゃんとした向精神薬を服用し、脳内神経伝達物質の働きを正常に戻してやる必要があると考えます。

最近私は、その人の一生を決めているのは、脳内神経伝達物質の働きではないかとさえ思うほどこれらを重要視しています。というのも私自身これまでにいくつかの向精神薬を飲んだことがありますが、薬の種類によっては、本当に元気が出てくる薬もあったからです。薬が作用しているということは、セロトニンなどの脳内神経伝達物質の働きを正常にしている場合が多いので、この部分がいかにうまく機能するかどうかが非常に重要な要因になってくると思うようになったのです。

この部分がしっかりと機能していれば、自殺することもないし、前向きな人生を送ることも可能なのではないかと思うのです。

私は是非ともうつ病を暗く捉えるのではなく、積極的に前向きに捉えて飛躍の好機とみなさんが思ってくれることを願っています。そうすれば、自殺者の数も減るのではないかと思います。

私はこれまでに、うつ病と強迫性障害についても本を書かせていただいて、感謝の言葉もたくさんいただきました。その中に、「田村さんは、これらの本を書いて同じ病気に苦しむ人を少しでも助けるために病気になったんじゃないか」とおっしゃってくれた方がいました。

本当にそうなっていれば、私の経験もけっしてムダではなかったと言えるのですが。

うつ病は、「心のかぜ」ではない

うつ病は一般的によく「心のかぜ」と表現されますが、もうそろそろそういった表現は改めたほうがよさそうです。

確かに今は、かぜが蔓延でもしているかのように、うつ病を患う患者さんが急増しているし、かぜの症状もつらいときは本当につらいのでうつ病に喩えられてもおかしくはないのですが、いくつかの点で両者は決定的に違っているのです。

まず、うつ病はかぜのように比較的短期間で治らないということです。かぜは通常ピークが二、三日、長くても十日、余程長引いても一ヶ月以内で完治するでしょう。

でも、うつ病は一回患うとそんなに短い日数で完治したりはほとんどの場合しません。それに治ったといっても、また再発する可能性の非常に高い病気なのです。

また、かぜは、ウイルスに感染してなるものですから、要は、他人からもらったり、どこかで感染しているのですが、うつ病の場合は、けっして人からうつるものではありません。あくまでも自分自身の問題として発症し、症状が現れ、またそれを他人にうつしたりもしないという点でも異なっています。

確かにかぜも酷いときは、高熱が出たり、吐き気をもよおしたり、下痢をしたり、身体が異常にだるかったりといった症状に見舞われるので、こちらもつらいのはつらいのですが、うつ病の本当の苦しさを味わったことのある人ならそのつらさは比じゃないということが一番よくわかっているのではないでしょうか。

いくらかぜの症状がつらいからといって、自殺を考える人はまずいないでしょう。でもうつ病は自殺を考えるし、実際に行動に出てしまう人もいます。

この辺が、決定的に違うところだと私は思います。最近ではうつ病は「心の骨折」と表現する人もいますが、それでもまだ弱いような気がするくらいですから、「心のかぜ」ではあまりにも誤解を招きかねない表現にしか思えません。

第二章　再発〜そして現在

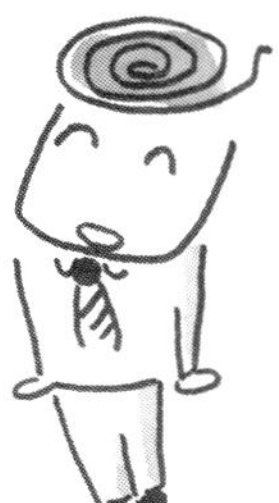

再発

スーボー／作

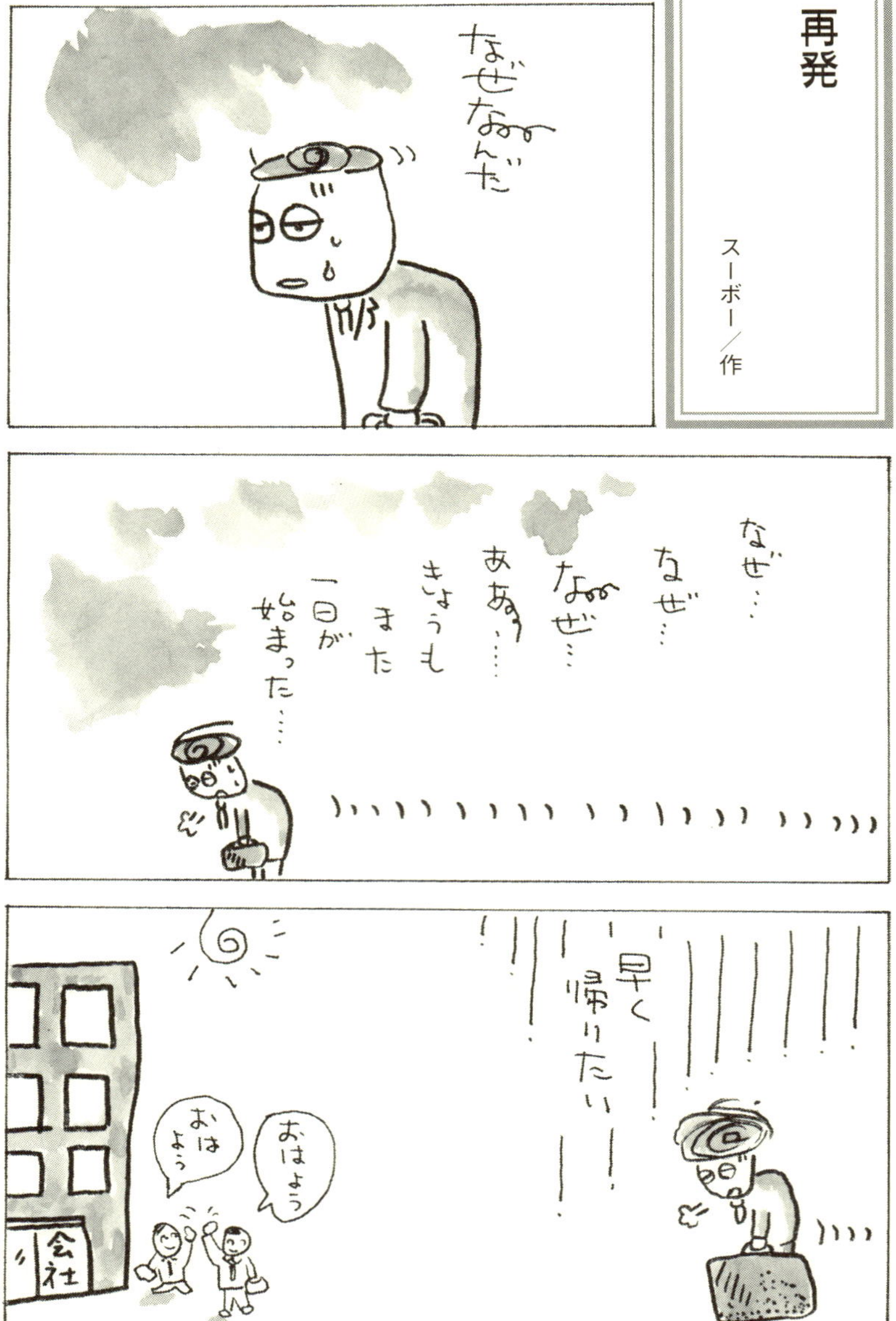
なぜなんだ
なぜ…
なぜ…
なぜ…
ああ…
きょうもまた
一日が始まった…
早く帰りたい
おはよう
おはよう
会社

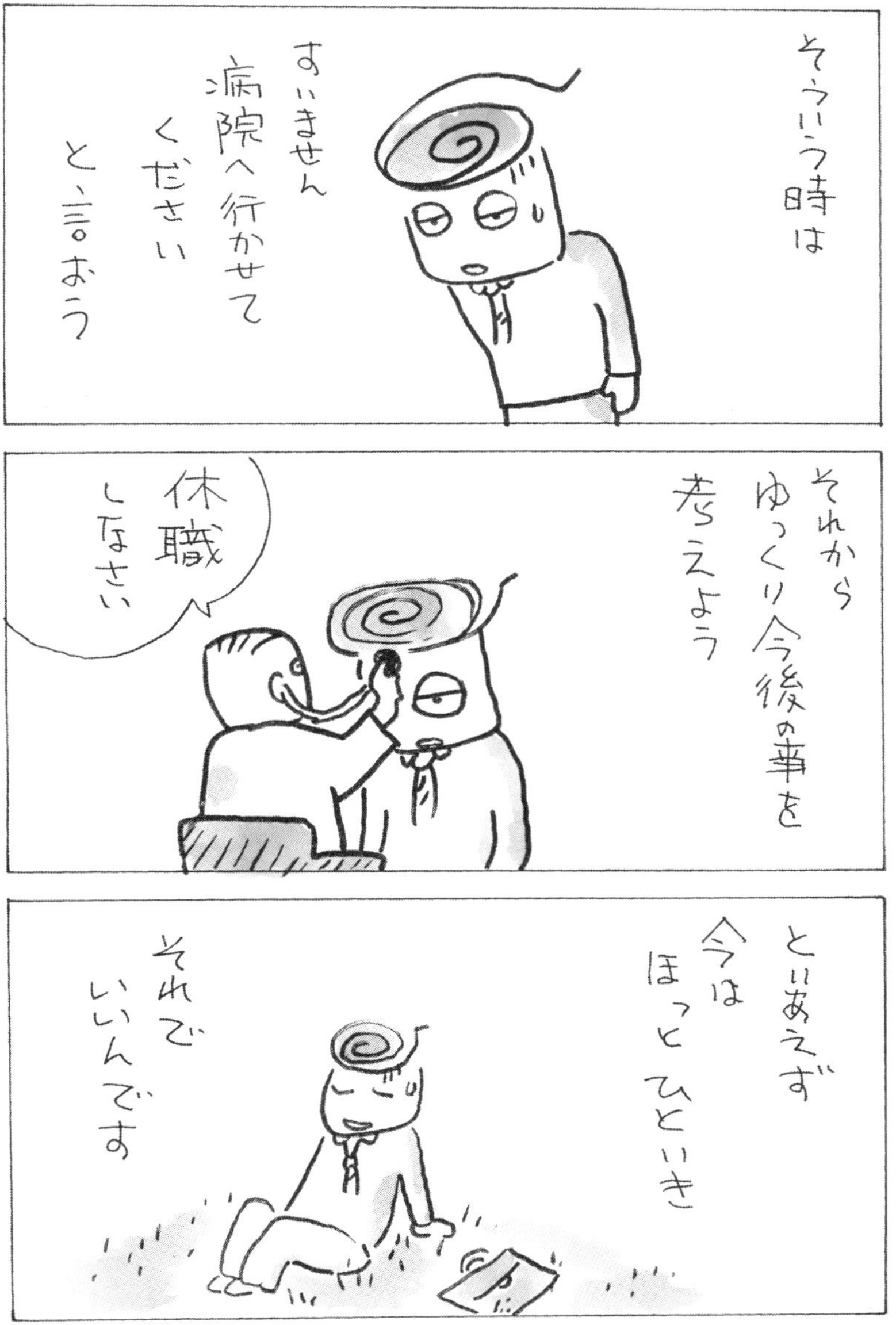
そういう時は
すいません
病院へ行かせて
ください
と言おう
それから
ゆっくり今後の事を
考えよう
休職
しなさい
とりあえず
今は
ほっとひといき
それで
いいんです

前章では、うつ病で一年二ヶ月休職し、その後復職はしたものの、仕事に関する新しい違和感、状況の変化から、再びうつ的症状を発症してしまったところまでお話しさせていただきました。

本章では、再発してから現在の自分について、自分の正直な心境とともにお話ししていきます。

再発〜二度目の休職へ

休職から復職して二年八ヶ月、通院も投薬もなしで何とかがんばってきましたが、ついに限界が来ました。

そして、私は再び心療内科へ通い始め、薬を処方してもらいました。薬物療法の概要と詳細については、第六章「二・薬物療法」（１４７ページ）を参照してください。

最初は色々と試してみましたが、落ち着いたのは、デプロメール（選択的セロトニン再取り込み阻害薬＝ＳＳＲＩ）、デパス（抗不安薬）、アモキサン（三環系抗うつ薬）でした。それ以外に、胃腸が弱いので胃腸薬と頓服としてロキソニン（鎮痛薬）、コンスタン（抗不安薬）、レンドルミン（睡眠薬）を処方してもらっていました。

中でも私と相性が良かったと言える薬が、アモキサンです。アモキサンは、私にとって元気が出ることを実感できる薬でしたが、その一方で夜中にパチっと目が覚めてしまい、なかなか寝られないといった副作用もあるように感じました。あまりにパチっと目が覚めるものですから、私は夜中に何度かドライブに出かけたものです。

また、アモキサンには思わぬ良い意味での副作用がありました。私は元々腸が弱くしょっちゅう下痢や軟便を繰り返していたのですが、アモキサンを飲むことで便が硬くなり、ほとんど下痢や腹痛を起こさなくなったのです。アモキサンには腸内の水分を取る作用があるそうなので、それが関係しているのかもしれませんが、この作用は非常に有難かったです。

その一方で、相性の悪い薬もありました。トリプタノール（三環系抗うつ薬）やトレドミン（セロトニン・ノルアドレナリン再取り込み阻害薬＝ＳＮＲＩ）などは、どうにも異常に体がだるくなり、とても立っていられないくらいにしんどかったので服用を止めました。同じ抗うつ薬でも、人によってこうも副作用が違うのかと思うくらいでした。

それから約一年間、これらの薬を飲み続けながら仕事を続けていましたが、それでもだんだんその状況がつらくなってきたのです。

毎日、職場に行くことが億劫でたまらなく、足取りも重りを付けているかのようにゆっくり、ダラダラとしたものになっていました。毎朝職場へ向かう途中にバタっと倒れてくれないかといつも思っていたのです。バタっと倒れてしまえば、誰かが救急車を呼んでくれて私は近くの病院へ搬送されるため、少なくとも今日の出勤からは逃れることができる大義名分が成立するのです。

そんなことしなくても、会社に「しんどいから休みます」と電話一本入れればそれで済むじゃないと思われるかもしれませんが、そんなことでは理由が弱すぎます。それにそんな方法はそれまでに何度も使っているため、もう使えなかったのです。

一日が長く長く感じられ、たとえ、定時であっても、途方もなく一日が長く感じられるのです。決して仕事が暇だからではありません。忙しくても心はどこか冷めているため、時間は本当に長く感じられるのです。

特に午前中はひどく、これから始まる一日のことを考えただけで途方に暮れてしまう有様でした。午後は比較的ましになるのですが、それでもやはり終業時間際になるまでは時間が止まっているような感じがしていました。

考えてみれば、私は昔からそうだったようです。学生の頃、授業時間が長く長く感じられ、時計が止まっているのではないかとよく思ったものですが、大人になってもそれとまったく同じことを考えていたのです。

そんな状況だから、私は定時がきたら一目散に帰っていました。それも毎日です。そういう人もなかなかいないのではと思いますが、私は毎日きっちり定時に帰っていました。特にやることがなくても、世間話をしたりとか、なんとなくしばらくはデスクにいるというのが一般的だと思うのですが、私はもう一刻も早く帰りたくて仕方がなかったのです。

ある日、上司から冗談半分で、「夕方から何かアルバイトでもやっているのか」と言われたことがあるくらいです。アルバイトなんてめっそうもありません。定時まで働くだけでもヘトヘトに疲れているのに、これ以上労働を重ねるなんて考えられません。

とにかく私は一刻も早く家路に着くことだけを考えていました。朝は比較的人よりも早く出勤することは苦にならないのですが、帰りは本当に一分一秒を争っていました。

帰りのバスを待っているときでも、バスがなかなか来ないと異常に焦り出し、タクシーにでも乗りたくなる心境になるのです。そんなもったいないことをしてまでも早く家に帰りたいという欲求のほうが上回ってしまうのです。

だから、私の帰宅時間はいつも概ね五分から十分以内の狂いしか生じません。まるで計ったかのように毎日同じ時間に帰宅するのが日課になっていたのです。

そんな私を妻はどのように見ていたのかというと、実は大歓迎だったのです。なぜかというと、早く帰ってきてもらったほうが、夕食の後片付けなどが早くできるので、できるだけ早く帰ってきてほしいという意味合いも含まれていました。

私は帰宅するなり、息せき切ってお風呂に入り、ようやく精神的な安堵感を感じることができました。したがって、お風呂も滅茶苦茶入るのが早かったのです。ある意味、お風呂に入り終わるまでが私の仕事時間みたいな感じを持っているところがあり、お風呂にゆったり入るなんてことはまずしません。お風呂から上がってはじめて、「はあ、やっと一日が終わった」と心底思えるのです。

しかし、残念なことに、そこから寝るまでの時間は異様に短く感じられるのです。「ええ、もうこんな時間?」と毎日のように思っていました。「つい先ほど帰ってきたばかりなのにもう寝る時間やん」といつも悔しい思いをしていたのです。「昼間の時間はあんなに長いのに、夜はなぜこんなに短いのか」といつも思っていました。

別に睡眠時間を削れば、当然夜は長くなるのですが、人一倍ストレスを感じやすい性格ゆえ、夜もそう起きていられないのです。したがって、がんばって起きていようにも疲れて寝てしまうため、気が付いたら朝になっていたりします。すると、もうどうしようもないほど悲しい気分になり、「ああ、また長い一日が始まってしまう。昨日そんなにくつろいでもないのに」という絶望感に苛まれるのです。

そんな中、薬の効き目もだんだん〝焼け石に水〟のようになってきていました。

そんな胸のうちを主治医に話すと、主治医は、

「休職したほうがいいんじゃない？」

そう言ってくれました。

「でも先生、私は前にも一年二ヶ月という長い期間休職をした経緯があります。だから、また休みますとはとても言えません」

「だからといって何回休んだらダメという決まりはないでしょう？」

「確かにそんな決まりはありませんが、実情はなかなかそうもいきません」

こんなやり取りがあったのは、六月頃でした。

私の会社では、お盆休みがない代わりに七月から九月にかけて好きなときに夏休み（四日間）を取ることができるので、「よし、この夏休みと年休とをうまく活用して、なんとか夏場を乗り切っていこう」と考えたのです。また、できるだけ出勤日が続かないように、水曜日を中心に休みを入れていく作戦を採りました。

その効果はある程度はあったのですが、いかんせん「嫌だ、もう限界だ」という気持ちは日増しに強くなる一方で、二ヵ月後の八月には、「このまま出勤し続

けるくらいならもう死んだほうがましだ」とさえ思うようになっていたのです。この頃からまた再び自殺のことが頭をよぎるようになっていました（一度目の休職に入る前にも、同じように自殺を考えていたときがありました）。

かといって、転職をするとしてもやりたいことなんて何ひとつないし、特別なスキルを持っているわけでもないので、転職をしても何の解決にもならないと思っていました。

続けるのもダメ、転職もダメ、辞めて無職になるのも当然ダメ、となったら考えることは死ぬことのみになってしまいます。私はどうしても、この負のスパイラル思考から抜け出すことができなくなってしまったのです。

「でも待てよ。今自分が死んでしまったら、私の妻や子供はどうなってしまうのか。確実に苦労するに決まっている。だから死んではいけない。死ぬことは最悪の選択であり、たとえ無職にでも何でもなっても生きてさえいれば、また再出発できる可能性だってあるかもしれない」

そう思い、死んではいけないと自分自身に言い聞かせました。

ちなみに私は十代の後半に母親を亡くしましたが、そんな年になっていても母の死後ははっきり言って非常に苦労したのに、まだ幼い子供にとって父親を亡くす、ましてや自殺で亡くすことが、どれほど子供に苦労をかけることになるかを冷静に考えた場合、やはり死んではいけないと思ったのです。

また、そんなにつらいなら、生きてさえいられるなら、もう仕事を辞めてもいいのではないかと思えるようになりました。辞めれば当然、周りの人たちの風当たりは強くなるのは分かっています。いい年をしたおっさんが、女房、子供を抱えたまま突然次の就職先も見つけないまま無職になることは、必ず非難の対象にされるでしょう。でも、それでも生きてさえいれば、最悪は逃れられるのではといった気持ちが私の中に芽生えてきていたのです。

そんなことを考えていたある日のこと、私はいつもと同じように出勤したのですが、もうその日は、会社に着いたときから心臓の鼓動は激しく、意識も朦朧としていました。就業時刻になってもフラフラした状態が続いていたので、私は「もう限界」と観念し、上司に現在の状況を洗いざらいに話しました。

「今後のことはどうするかまたじっくり考えますので、今日のところはもう帰らせてください。今から医者のところへ行ってきますから」

そう言って、その日は帰らせてもらうことにしました。そして、その足ですぐ主治医の元へ駆け込んだのです。

主治医は、「とにかくすぐ診断書を書くから休みなさい。できれば入院をしたほうが良いのではないですか?」と言ってくれましたが、「幸いにも私は家庭が安らげる場所ですので、あえて入院の必要性は感じません」と申し出たところ、「じゃあ、とにかく入院はいいとしても休んでください。あなたの場合、もう薬ではどうにもなりませんよ」と言われました。

私は、体調が依然優れないので、翌日も会社は休ませてもらい、次の日に出勤し、診断書を上司に手渡しました。上司は一通り話を聞いてくれたうえで、「診断書も出ているので、可能な限り引継ぎだけは済ませて、すぐに休みなさい」と言ってくれました。

私はこの期に及んでも実は休職することにはかなりの抵抗がありました。倒れてでも休みたい反面、今回休んでしまうと本当にもう終わってしまうような感覚を持っていたからです。したがって、当初、主治医は三ヶ月の休職期間を申し出てくれましたが、私は真顔で「二週間くらいだったらダメですか？」と伺ったところ、「二週間なんて短すぎてまったく意味がない」と言われたので、とりあえずは間を取って、二ヶ月ということで休職期間は決まりました。「じゃあ、一応二ヶ月としときますが、調子が悪ければまた延ばせば良いですよ」と言ってくれたので、二度目の休職期間は二ヶ月ということになったのです。

一度目と二度目の休職の違い

一度目の休職のときは、二度目に比べてまだゆとりみたいなものがありました。休職するのは、生まれて初めてのことだし、ゆっくり休養してまた働けば良いくらいに捉えていたので、その分気が楽だったのだと思います。

しかし、休職も二度目となると、様相は少し変わってきます。会社側からすれば、一度長期に渡って休職し、うつ病を克服しているはずなのに、なぜまたぶり返してしまうのか、ひょっとしたら仕事と合ってないのではないかと考えられても不思議ではありません。

現に、二度目の休職に入る前に上司から、「辞めるのも一つの選択肢」みたいなニュアンスのことを言われたので、私にはもう後がないという焦りが今回の休職には付いて回ることになったのです。

私がこれからしなければいけない決断事項は、二ヶ月の休職後、元通り職場に復帰する（させてもらえればの話ですが）、あるいは全く新しいところを見つけて再就職する、の二つに一つしかないのです。

ちなみに独立開業するという手もありますが、私はそんな器の人間ではないので、この選択肢はないことになります。

まず、元通り今の会社に戻るということですが、これは一回目のときよりも戻りづらいのは確かです。たとえ戻ってもまた同じことを繰り返すだけのような気がしてなりません。しばらくは休養により心身もリフレッシュし、体力も回復しているので、何とか普通に働けるのではないかと思いますが、時間の経過とともにやがて二度目の休職前と同じ状況になる確率が非常に高いと考えています。したがって本音を言えば、もう元の職場には戻りたくありません。自分と家族の生活のためだけに仕事を続け、周りの人たちに迷惑はかけられないし、そんな周りの人たちの視線にも耐えられる自信がありません。

私は未だに迷っていることがあります。それは、仕事というものは、給料のためにどんなに嫌でも割り切ってやるべきことなのかどうかということ。いい年をして、そんなことすら答えが出せないでいます。

以前、私の主治医ではない別の精神科医に、「私はどうしても仕事にお金以外の目的を見出すことができない」と相談したところ、

「それでいいじゃない、それで充分じゃない、それのどこが悪いの？、給料がもらえれば何の文句があるの？」

と極めて冷淡に言い放たれたことがあります。

私は心の中で、「そしたらアンタはどうなの？　お金のためだけに働いている

の？」と思いましたが、口には出せませんでした。もしそうなら、私は「アンタのような医師には絶対診てもらいたくない」と思ったものです。

私は、この医師からは人間的な暖かさをまったく感じられませんでした。しかし、その一方で、「この医師の言っていることも一理あるかもしれない」とも感じていました。

働きたくても働き口がなくて困っている人もたくさんいるでしょう。そんな人たちからすれば「ちゃんと正職に就いて、毎月給料をもらえるのだから何を文句を言っているのか」とお叱りを受けるかもしれません。それも分からないわけではないのですが、働いている目的がお金以外に何もないというのもあまりにも寂しい気がしてならないのです。

だったら転職しかないじゃないかということになるのですが、私ははっきり言って、やりたい仕事などこれといって何もないのです。そんな気持ちで、四十を過ぎたおっさんが今どき転職を志しても、うまくいくはずがありません。

私はそもそも一日に八時間も十時間も働くということがどうしても受け入れら

れないし、それが当たり前とはどうしても思えないのです。かといって何もしたくないわけではなく、一日四時間くらいなら働いてもいいと思っているし、それだけ働けばもう充分だと思っています。

　でもそれでは収入が低すぎて生活していけません。私が考えていることといえばこういった実に幼稚なことばかりであり、それらが頭の中で堂々巡りを繰り返すため、うつ的症状から抜け出すことができないでいます。

　私はただ単に甘えているだけなんでしょうか、それとも読者の中には「分かるような気もする」と同調してくれる人もいるのでしょうか。今の私にはそんな判断すらできないのです。

　そうこうしているうちに二ヶ月の休職期間はどんどんなくなっていきます。つまり、考えられる時間がこうしている間にも減っていっていくのです。

　この先、私は果たしてちゃんと社会生活が送れるのでしょうか。いずれにしても私は生き続けて何らかの仕事をしなければいけないことは動かしようのない事実なのです。

よく「仕事が好き、仕事をしているから元気でいられる、できることなら死ぬまで働き続けたいですね」と言っている人を見かけますが、今の私には到底考えられません。できるだけ早期にリタイア、あるいはセミリタイアをしてのんびりゆったりと暮らしたいと考えています。

元々私は慌しいのが嫌いです。どちらかというと「忙しい」より「暇」のほうが好きです。スケジュール帳がビッシリうまっていて、忙しくしているほうが性に合っているという人がいますが、私はそういった人たちとはまったく逆の人間なのです。スケジュールが詰まれば詰まるほど、精神的ゆとりを失いイライラします。どちらかというと「少し暇だなあ」と感じる程度のほうが、性に合っているのです。

したがって、現代の慌しいビジネスシーンは当然私の性にはまったく合っていないので、それらが精神疾患を患う原因になっていることは間違いありません。とにかく世の中の変化が早すぎて付いていけないのです。

私は贅沢を言うつもりはありません。せめて一日四時間くらいの労働時間で最低限の生活ができる世の中にならないものかと、切に願っています。

休職期間中の過ごし方

私は休職期間中、約三分の一から半分くらいは一日中家から一歩も出ませんでした。「外に出ることができない」というほどではありませんが、半分引きこもりみたいなものです。

その間、家で何をしていたかというと、ただ何もせず精神的に苦しみながら横になっていたり、少し気持ちがマシなときは、新聞や本を読んだり、パソコンをしたり、テレビを観たりしていました。

一日中家にいるのも結構しんどいと思うことがあるのですが、着替えをして外へ出て行くことを考えると億劫で、ついつい家の中に閉じこもってしまうことが多かったのです。

ただボーッとしているだけで、すぐに夕方頃になるので、一日がアッという間に過ぎていくという感じでした。

そんな生活を日中送っているため、夜は睡眠薬なしでは寝られなくなりました。朝は遅くとも午前八時までには起床していたのですが、それでもやはり身体がまったく疲れていないので、夜の睡眠は非常に浅いものでしたし、夜中に何度も目を覚ましていました。

正直に言うと、私は一日中家にいて、どれだけやることがなく、どれだけ暇だなあと感じたとしても、仕事をしているよりはマシだと思っていました。その辺りの感覚がやはりちょっと異常なのではないかと思っています。

では、残りの半分から三分の二、つまり家から出かけるときはどこへ行っていたのかというと、まったくたいした所へは出かけていません。近所を散歩することがほとんどです。

何せあまりにも身体がなまるものですから、少しでも身体を動かさなければと思い、できるだけ歩くように心がけてはいましたが、それでもたいした距離は歩いていません。極端な話、食べているのにあまり動かないのですから、ウエスト周りは太くなり、計ってはいませんが、多分体重も増えていると思います。したがって、できるだけ散歩はするように心がけていました。また、適度な散歩は、幾分気分もリフレッシュしてくれる効果があり、うつ病には非常に効果的な対症療法の一つではないかと思っています。

また、近くのスーパーに買い物に行くこともあります。その程度のことまでなら何とかできるのです。

こんな生活を送っているため、食事は食べ過ぎないように、できるだけ気を付けていました。何せ本当にカロリーをほとんど消費しないような生活を送っていましたから。

せっかく長い休職期間があるのだから、ゆっくり温泉旅行にでも出かけて気分をリフレッシュすることもまったく考えないわけではありませんが、現在職場で働いている人たちのことを考えると、とてもそんなことはできませんし、また私自身にそんなエネルギーもありませんでした。

したがって、必然的に行動範囲は極めて限られた狭い範囲にとどまり、家の中で過ごす時間が多くなったのです。

後は、二週間に一回必ず、主治医のところへ通っていました。元々、現在通院している心療内科は、職場から近かったので選択したという事情もあり、休職期間中は、わざわざ職場のすぐ近くまで出かけなければなりません。ときどき、職場の人に会うのではないかと周りを見渡し、ドキドキすることもありました。

でも私は、この二週間に一回の主治医との面談を、結構楽しみにしていました。私の主治医は、うつ病に限らず、日常の困ったことなど何でも悩みを聴いてくれるのです。

家庭内では妻、外ではこの主治医と高校時代からの親友、この三人は、私にとって腹を割って何でもしゃべれる存在です。こういう存在がいるだけ、私はまだ恵まれているほうだと思っています。特に主治医には、つらければつらいとはっきり弱音を吐けますし、そのときそのときの本心をさらけ出せるので、主治医との面談は非常に心地よいものでした。心理学用語で「カタルシス」と言われるものでしょうか。自分の素直な気持ちを吐露することによって何か気分が落ち着く、発散される感じを受けたものです。

このように、私の休職期間中の過ごし方はごくごく狭い範囲に限られたものにとどまっていましたが、エネルギーの低下している私にとっては、これが精一杯の過ごし方でした。

なぜ、こんなにやりたいことが少ないのか

それにしても私はなぜこんなにもやりたい仕事がないのでしょうか。ハローワークの求人情報を見ても出てくるのはため息ばかり。

そんな私でも唯一働いてみたいなと思った会社がありました。東京にある会社で、私は現在、京都に在住していますが、もし本当にそこで働けるなら東京に引っ越しても、単身赴任しても良いと思ったくらいです。生まれたときから四十一年間、京都から一度も出たことがない自分が、この年になって東京に行っても良いと思ったのです。

私は元々京都という町が大好きで、ここから出たいと思ったことは一度もないし、今でもその気持ちに変わりはないのですが、もしその仕事ができるなら残りの仕事人生を東京で過ごしても良いと思いました。

それくらい、私はその会社のやっている事業内容に魅力を感じていたのです。

私はその会社にまったくコネクションがなかったわけではなかったので、早速連絡を取って思いのたけをぶつけてみましたが、「気持ちは大変有難いのですが、あいにく何分当社も厳しい状況でして、人を増やすよりも、どうして現在の人件費を抑えるかで精一杯の状況です、申し訳ございませんが、お気持ちにお応えすることはできかねます」といった回答でした。そう言われてしまえば、もう仕方がありません。

また、ある日はまったく別の会社説明会にも足を運んだことがありましたが、一通り話を聞いて、やろうとはとても思いませんでした。「では、今から個別の相談の時間に入らさせていただきます」と係の人が言ったので、私だけ唯一「私はもう話を伺っただけで結構ですから帰ります」と言って、そそくさと帰ってきたこともありました。

何でこんなにもやりたいことがないのだろうと悲しくすらなってきます。

そうこうしているうちに、二ヶ月の休職期間はあっという間になくなっていきます。会社からは「そろそろ二ヶ月になるが、どうか」といったメール連絡が入り、「次回主治医と相談してからまた連絡します」と返事をしました。

どう考えても、残りわずかの期間で転職することは不可能です。というより、後一ヶ月休みを延ばしたところでその可能性が上がるとも考えにくいでしょう。

他人からは「アホか」と言われるかもしれませんが、私は本当にどうしていいかまったく分からないのです。戻るのも嫌、転職もない、無職も嫌、私は本当にバカでした。

休職期間を延長することに

二ヶ月の休職期間中、いよいよ最後の主治医との面談日がやってきました。私はもう自分ではどうして良いのか分からないので、とりあえずそのとき思っていることを全部吐き出して、話し合ったうえでどうするか決めようと考えていました。

正直言ってまだ復職することが怖いことや、この先のことに非常に不安を抱えていること、できればもう少し休職期間を延長したいことなどを伝えました。

一方で、「いつまでも休んでいられない、休みが長引けば長引くほど戻りにくくなるから、思い切って復職しようか」といった考えもあると申し上げたところ、主治医は、「気合や根性で復職するものではない、まだそんな状態では絶対復職は無理ですよ」と言いました。

それで、休職期間を一ヶ月延ばしてもらうことにしたのです。やはり何でも医師に相談してみるものです。行く前は色々考えていましたが、帰る頃にはひとつの結論が出ているのですから。一人であれこれ考えても「ヘタな考え休むに似たり」だなあとつくづくと思いました。

主治医からは、私みたいなものを対象とした「職場復帰プログラムを取り込んだ入院治療をやっている病院を知っているから良かったら紹介するよ」と言われましたが、依然として入院の必要性は感じないので「それは結構です」と言いました。

主治医は、「家で休んでいても、奥さんやお子さんもいてゆっくりできないでしょうし、いろんな意味で入院もひとつの方法ですよ」と気を使って言ってくれたのですが、私は家で充分リラックスできるし、あえて入院は必要ないと思いました。むしろ、入院するほうが、色々大変なことも多いので、入院はしたくなかったのです。

そのときに、私は主治医に「一度、会社の総務の者が先生から直接お話を伺いたいと申しております」と言ったところ、「結構ですよ。直接予約電話を入れてもらえればいいです」と言ってくれました。

私は早速、直属の上司に診断書を送付し、メールで内容を伝えました。メールでは本来ダメなのかもしれませんが、正直なところ電話をかける勇気はまったく出てこなかったため、そうさせてもらったのです。

先述したとおり、上司から「どうだ？」といったメールがあったので、それに返信するような形で連絡を取りました。

私は元々パソコンが嫌いですが、こういうときは本当に良かったなあと思います。直接会ったり、電話で声を聞くのと違って、メールなら本当に気が楽なのです。

こうして私の休職期間はもう一ヶ月延長されることになりました。

少し気が楽になった反面、「こんなことをしていて良いのだろうか」とか「まただどうせ一ヵ月後には復職の恐怖に怯えているだろうな」といったネガティブなことばかりが頭に浮かんできます。

「この先本当に社会人としてきちんとやっていけるのだろうか」というのが現在の心もとない本心なのです。

第三章　うつ病の具体的な症状

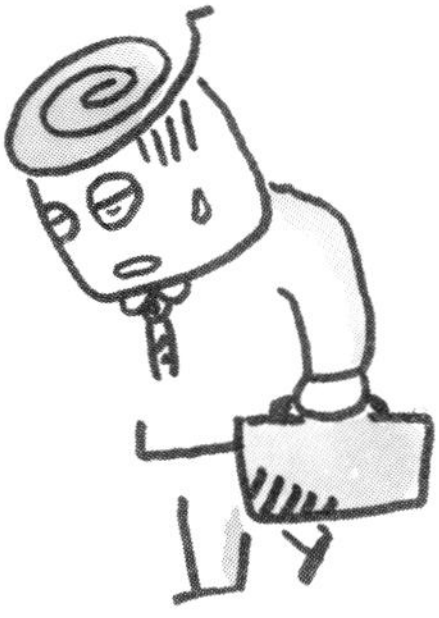

これって気のせい?

スーボー／作

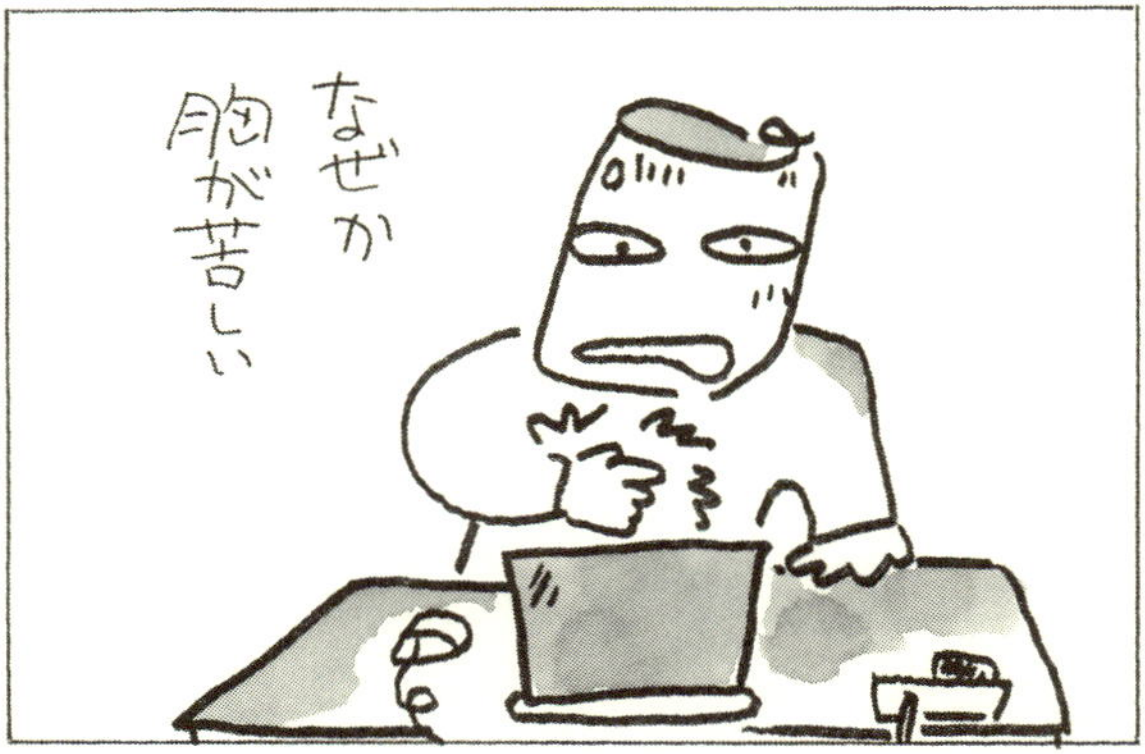
なぜか
胸が苦しい

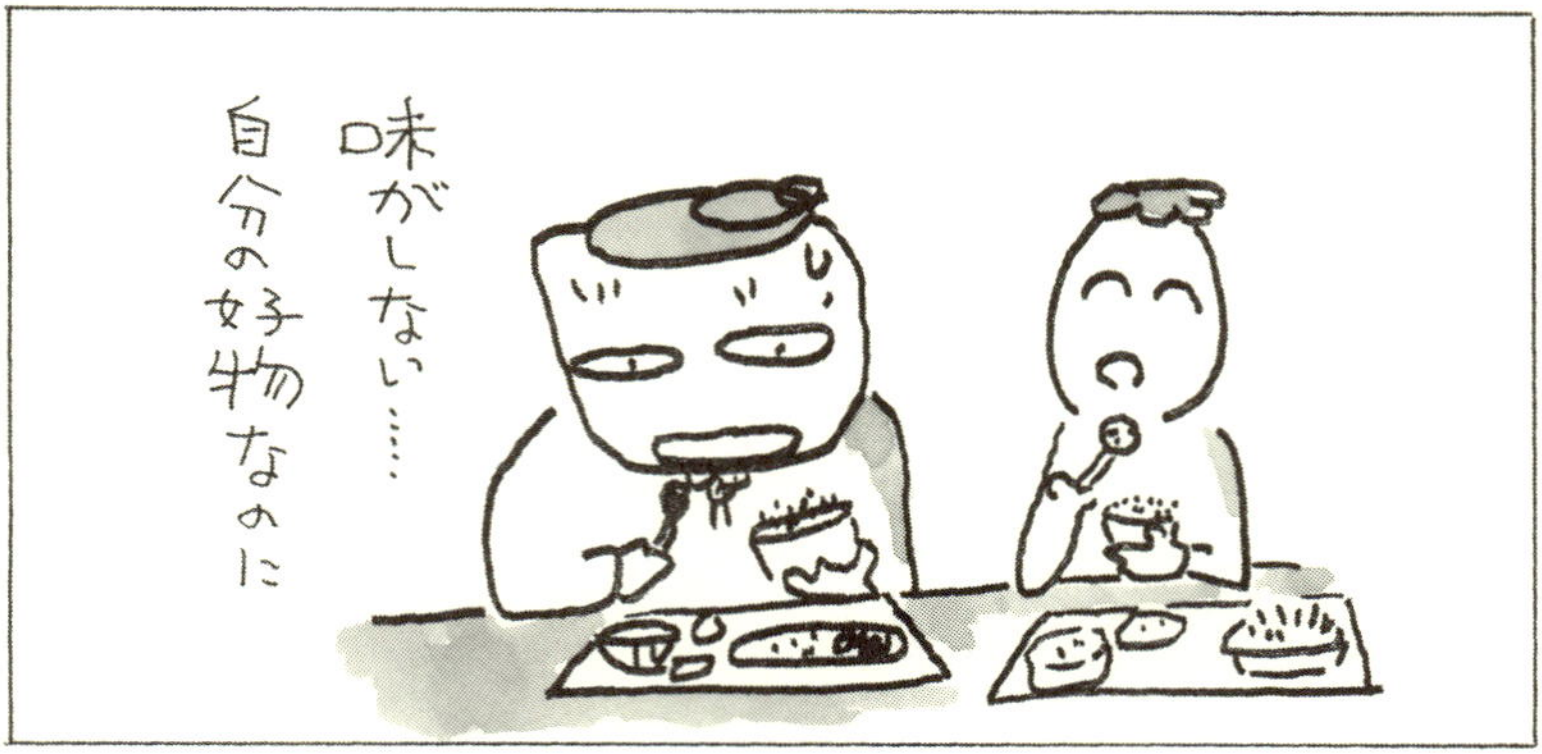
味がしない……
自分の好物なのに

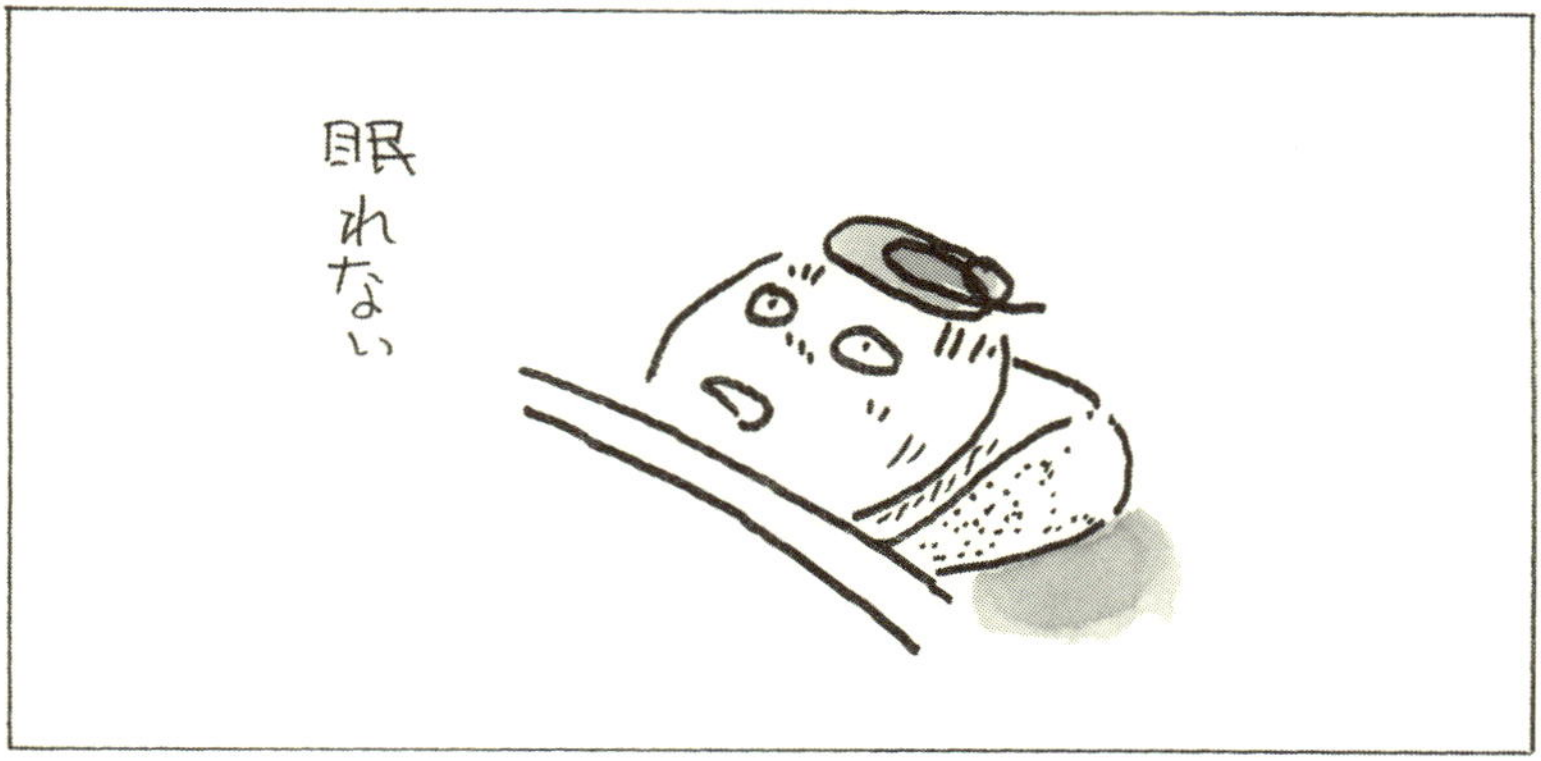

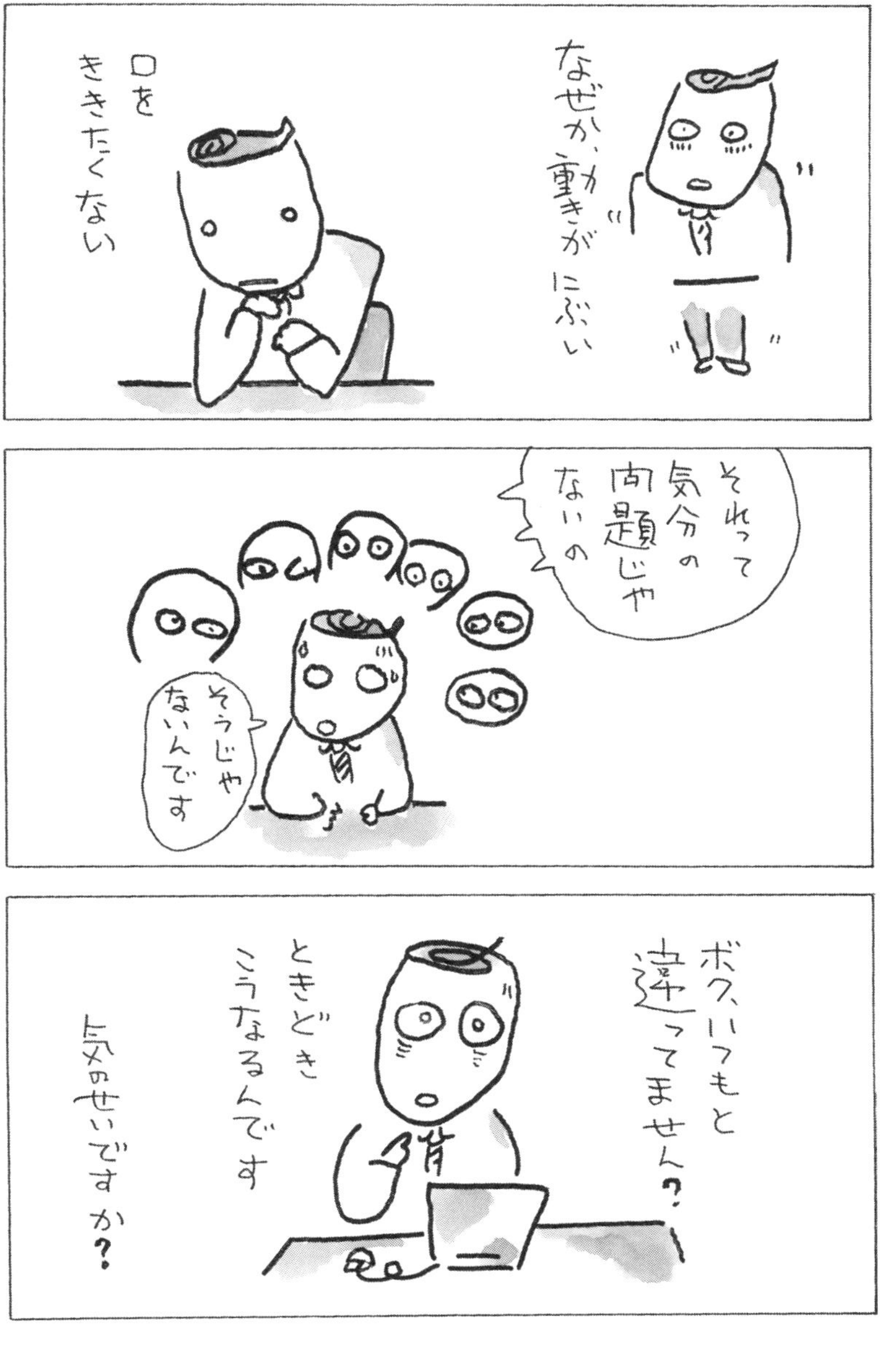

なぜか、動きがにぶい
口をききたくない
それって気分の問題じゃないの
そうじゃないんです
ボク、いつもと違ってません?
ときどきこうなるんです
気のせいですか?

これまで二章に渡って、私のうつとの出会いから再発、そして休職中の現状についてお話しさせていただきました。

その体験をふまえて、これから「うつとはどういうものなのか」「うつの人間の思考パターン」「うつになりやすい性格」「職場でのうつとの付き合い方」など、読者の皆様のお役に立てればと思う内容について、語っていきたいと思います。

まず本章では、「うつの実際の症状」について、それぞれ細かい症状ごとに触れていきます。

小さな小石にもつまずく

うつ病のときは、ごくごく小さな小石にもけつまずいてこけてしまいます。何気ない他人の一言に過敏に反応したり、注意を受けたことで自分はもうダメな人間なんだと絶望してしまいます。あるいは、他人から見れば大した失敗でもないのに、大失敗をしでかしたような気になり、「どうしよう、取り返しのつかないことをしてしまった」などと考えたりします。つまり、心が非常に折れやすく、弱くなっているのです。

これとは逆、つまり、心が健康で元気があるときは少々の石や、あるいは大きな石でも平気でかわせたり、つまずいてこけたりはしません。

他人の言っていることは軽く受け流すことができたり、注意を受けても必ずしも自分だけが悪いわけではないと思えたり、失敗をしても「ドンマイ、ドンマイ」と思えるのです。

こう考えると、うつ病というのは何と損な精神状態なんだろうと思わざるを得ません。現実は、それほど悪くないのに、それを悪いほうに過大評価して、自分で自分を追い込み、さらに苦しまなければいけないのですから。

私自身なぜこの「小石の理論」を持ち出したかと言うと、うつ状態が酷くて、自分でも些細なことを気にしすぎているなあと思うときもあれば、抗うつ薬を飲んで比較的元気なときは、「ああ、これ多分うつ病のときだったらもっと深刻に受け止めて苦しんでいただろうなあ。でも同じような状況でも今は不思議とあまり気にならない」といった感覚を何度も経験したからです。

同じ人間でもそのときの体調や心の状態によってこれだけ物事に対する対応力に差が生じるのですから、やはり人物が違うと想像以上にその対応力や反応の仕方は千差万別なのでしょう。

死にたい、生きるのがつらい

これは、うつ病を体験した人なら少なからず感じたり、考えたりしたことがあるのではないでしょうか。

私も症状が酷いときは、毎日「どうすればあまり苦しまず、楽に死ねるか」といったことばかりを考えていたときがありました。そのときは、妻も子供もいるのに正直そのことを顧みる余裕すらなかったのです。

ただ、私は元来ものすごく怖がりな性格なため、どの方法を考えても怖くてできませんでした。やりかけたと言えば、台所の包丁をずっと凝視し「これで胸を一気に刺せば死ねるかな」と考えてみたり、家中の薬という薬を全部かき集めて一気に飲もうかとかなりの時間思案したり、試しに自分で自分の首を思いっきり絞めたことくらいです。薬を大量に飲んだからといって死ねるかどうかは分かりませんが、そのときはもうどうなってもいいやといった絶望感からそんな行動に出てしまったのだと思います。

結果的に包丁で刺しもしなければ、薬も飲みませんでしたが、もし、この薬を一錠飲めば気持ちよく眠ることができ、もう二度と目を覚まさないといった錠剤があれば飲んでいたかもしれません。

また、夜眠るときに、もしこのまま起きることがなければそれはそれでいいとも思っていたし、私はもし死んで、向こうの世界（があると仮定して）へ行き、「またもう一度この世で人間として生まれ変われますがどうしますか？」と問われれば、「いいえ、もう人間の一生は懲り懲りだから遠慮しておきます」と答えるだろうなあといつも思っていました。

この世には確かに楽しいこともあります。しかし、どちらかというとつらいことのほうが圧倒的に多いように感じます。これも人によって感じ方は違うでしょうけれども、少なくとも私はそう感じています。

この「自殺」についてはとても重要なので、別に章を設け詳しくお話しさせていただきます。

身体がだるい

うつのときは、心が病んでいると同時に身体もだるくてしょうがないことが多いです。まるで、鉛でもしょっているかのように身体が重いのです。

　私の場合は、まず歩くスピードが極端に遅くなりました。自分では普通に歩いているつもりなのですが、次から次へと後ろから来る人に追い抜いていかれるのです。足取りはきわめて重く、背中は丸くなり、目はうつろで、ただ単に右足と左足を交互に運んでいるといったような状態でした。ふらふらはするのですが、意識ははっきりとしており、けっして気を失ったりもしません。

　会社へは電車と徒歩（ときにはバス）を使っており、通常徒歩に費やす時間は早く歩けば二十五分くらいなのですが、私の場合四十五分から五十分くらいかかってしまうのです。したがって、私は朝は少し早めに家を出なければなりませんでした。

　それ以外には、身体中の筋肉が硬くなるということもよくありました。私は特に背中のやや下部分辺りが鋼のようにカチカチに硬くなります。肩こりもあるし、頭痛もよく起こします。下痢もよく起こします。これらの症状がどれだけうつ病と関係しているかは定かではありませんが、少なくとも影響していることは間違いないだろうと思っています。

考えがまとまらない

うつ病のときは、とにかく考えがうまくまとまらないし、良いアイデアや前向きな発想も出てきません。

仕事をしていても、やらなければいけないことにまったく集中できないし、仕事は全然片付いていないのに時間だけはどんどん過ぎていきます。

自分は一体何をしているんだという焦る気持ちがどんどん高ぶり、ますます仕事に集中できなくなってしまうのです。

そんな状況を周りの人間は、知る由もないので、いつも通り容赦なく普通に接してくるから、それらにも付いていけない自分にますます焦りを感じるのです。人の言っている普通のことが理解できないため、意見を求められてもごく普通の受け返しができません。どこか上の空なのです。

こんなときは焦って何かをやろうとしてもうまくいかないことが多いです。空回りするばかりで、もしかしたら何もしないほうが良かったなんてことも大いにある得るので、こういう場合は一旦その場から離れて深呼吸をするとか、自分なりの小休止を設ける、あるいは酷い場合は、早退をしたほうが良いと思います。

何をやっても楽しくない

人間誰しも人それぞれに好きなことが一つや二つは最低でもあるでしょうし、楽しいと思えることだって少なからずあるはずですが、うつ病を患うと、そういった自分の好きなことに対しても興味や関心が極端に薄れてしまうことがあります。

私は、元来テレビや本は好きなのですが、うつが酷いときは、テレビを観ていてもまったく面白くないし、本を手に取る気力すらわいてきません。そんなときに果たして仕事なんてできるでしょうか。仕事は、自分勝手にいかない最も身近なことの一つであり、様々な人とも接触しなければならないので、そんな対応力が衰えている状態ではできるはずがありません。

一言で言えば、まったく何もしたくないのです。ただひたすら何もせず時間を過ごしていたいと私は思っていました。

私は、素直にその思いに従って、実際に何もしないということを実行しました。つまり会社を休職してしばらくは寝倒したのですが、不思議なもので、何日間かそのような状態が続くと、まるで充電を完了した携帯電話のようにまた何かしようかなという心境になったものです。

楽しかったことが楽しく感じられなくなっても、それは一時的なものですからあまり深刻に受けとめないほうが良いことも確かでしょう。

症状が改善すればまたきっと元気を取り戻し、物事に対する興味や関心が出てくるものです。

睡眠障害

うつ病のとき、あるいはうつになり始めのときは、睡眠障害を伴うことが多いものです。具体的には、寝られなくなる（不眠）、いくら寝ても寝た気がしない（過眠）、早朝覚醒（朝方早くに目を覚ましてしまいそのまま朝まで寝られなくなるなど）などがあります。

不眠については、普通の人でも何か心配事があるときに寝つきが悪くなったり、夜中何度か目が覚めてしまうことはよくある話です。しかし、うつ病の場合は、それが何日も続いたり、断続的に続いたりするので非常に厄介です。

また、無理に寝ようと努力すればするほど寝られなくなるので、余計に焦ってますます寝られなくなるという悪循環に陥ってしまいます。

私の場合、寝られないこともありましたが、どちらかというといくら寝ても寝た気がしないタイプでした。目覚めたときはもちろん、日中でも寝たくて寝たくて仕方がありませんでした。朝少しでも時間があると、再びベッドにもぐりこんでいました。

それプラス私の場合は、早朝覚醒がひどかったのです。本来起きる時間は、六時半くらいなのですが、四時とか五時に目が覚めて、言いようのない不安感に襲われ、そのまま目がパッチリと覚めてしまうといったことがほぼ毎日続いていました。そのくせ六時半直前になると再び睡魔が襲ってくるというなんとも皮肉なことが起こっていたのです。

本当に早朝に目が覚めたときの気分の悪さといえば、たとえようのないつらさでした。死にたいと思ったのもこの時間帯が一番多かったのです。

寝られないことも、いつも眠たいのもどちらも本当に困ったことですが、睡眠障害という意味ではどちらも同じです。いずれにしても、こうなってしまったら、専門医に相談するか、休養を取ったほうがいいでしょう。何かがやはり故障しているからそのようなことになると思われるため、放っておいては危険だし自然にはなかなか治らないと思われるからです。

食欲がない、あるいは過食

うつ病のときは極端に食欲が減退したり、逆に食欲が止まらなくなったりします。この場合も睡眠同様、どうも何かにつけて極端になってしまうようです。食欲がなく、食べてもあまり味がしなかったり、気持ち悪くて食べられないため、どんどん体重が減っていく人もいれば、過食症になり、食べても食べても満腹感が得られず、太っていく人もいます。

食欲も、精神的な影響をすごく受けやすいものであるため、このような症状が現れてもまったく不思議なことではありません。

それとは別に、うつ病には下痢を伴うことがあります。私がそうなのですが、とにかくすぐにお腹を下してしまうのです。

家にいるときならまだマシですが、外出しているときの下痢は本当にたまりません。最近では、町中にコンビニがあるので、昔よりもトイレに駆け込みやすくなっていますが、そのトイレもいつも空いているとは限りません。必死の形相で駆け込んだコンビニのトイレが使用中だったりすることはよくあります。そんなときは本当に泣きたくなるほどつらいものです。不思議なもので、私は外にいるときによく便意を催すことが多いのです。

このように下痢を伴っている場合などは、向精神薬と同時に胃腸薬などを処方してもらうなどの処置が必要なのではないかと思います。

私は、常に胃腸薬を携帯しているし、絶対に手放せないアイテムになっています。胃腸薬様々です。

こう考えると、人間というのは、ストレスなどの精神的なプレッシャーが如何に身体に影響を及ぼすかがよく分かります。

イライラする、怒りっぽくなる

うつのときは、普段よりもイライラしやすいし、怒りっぽくなるような気がします。心も身体も疲弊しきっており、心にゆとりがないからでしょうか、ちょっとしたことでも過剰に反応してしまうのです。

何でもないときなら、軽く受け流せることでも、うつのときは全てが心に引っかかってしまいます。

家族や職場の人間の何気ない一言に腹を立てたり、怒ったりといったことはないでしょうか。特に家族については、言いたいことが比較的言いやすいので、ついきついことを言ってしまうということはよくあることだと思います。

とにかく何度も言いますが、うつのときは心も身体もまったくゆとりがないため、何に対しても敏感すぎるくらい敏感になってしまいます。

うつ病患者は、そのことを無条件によく認識していなければいけないと私は思っています。「自分は今うつ状態だから、焦らずに物事をおおらかに見るようにしなければいけない」と自分に言い聞かせて欲しいのです。

少し気を付けるだけでも対応の仕方は随分と違ってくるはずです。是非試してみてください。

一日で楽な時間とつらい時間がある

うつ病と一口に言っても、二十四時間ずっと同じ状態かというと私の場合は違っていました。朝が特に一番ひどくて、夕方に近づくにつれて段々と楽になるといった傾向がありました。

一般的には日内変動と言われており、生理的なリズムなども影響しているのかもしれませんが、私個人的には思い当たるふしははっきりしています。それは、単純明快で、朝は嫌な一日がこれから始まるからであり、夕方は仕事などが終わりに近づくからです。朝はとにかくつらい、言いようのないくらい精神的にも肉体的にもつらいのです。普通肉体的には朝よりも夕方のほうが疲れているはずですが、うつのときは夕方のほうが心だけではなく身体も楽になる。明らかに朝の身体のほうがしんどいのです。

ただし、これはあくまでも人それぞれで、例えば私とは逆のタイプに、「夜は暗くて不安になるからつらい」という人もいます。

つまり、うつ病患者は一日中ずっと同じレベルでつらいわけではなく、時間帯によってつらさの波があるということなのです。

第四章　「自殺」を考える

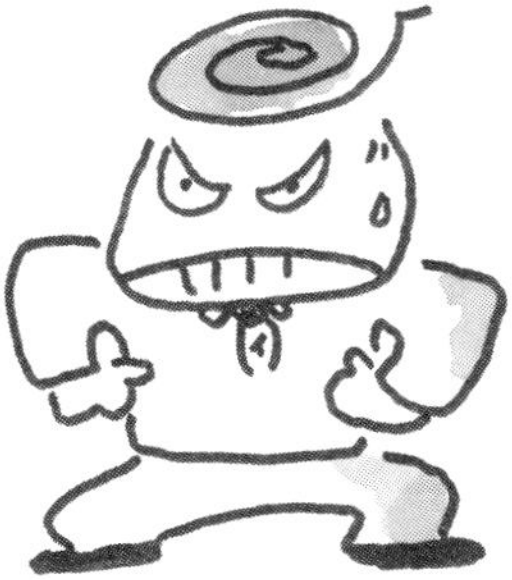

死の壁

スーボー／作

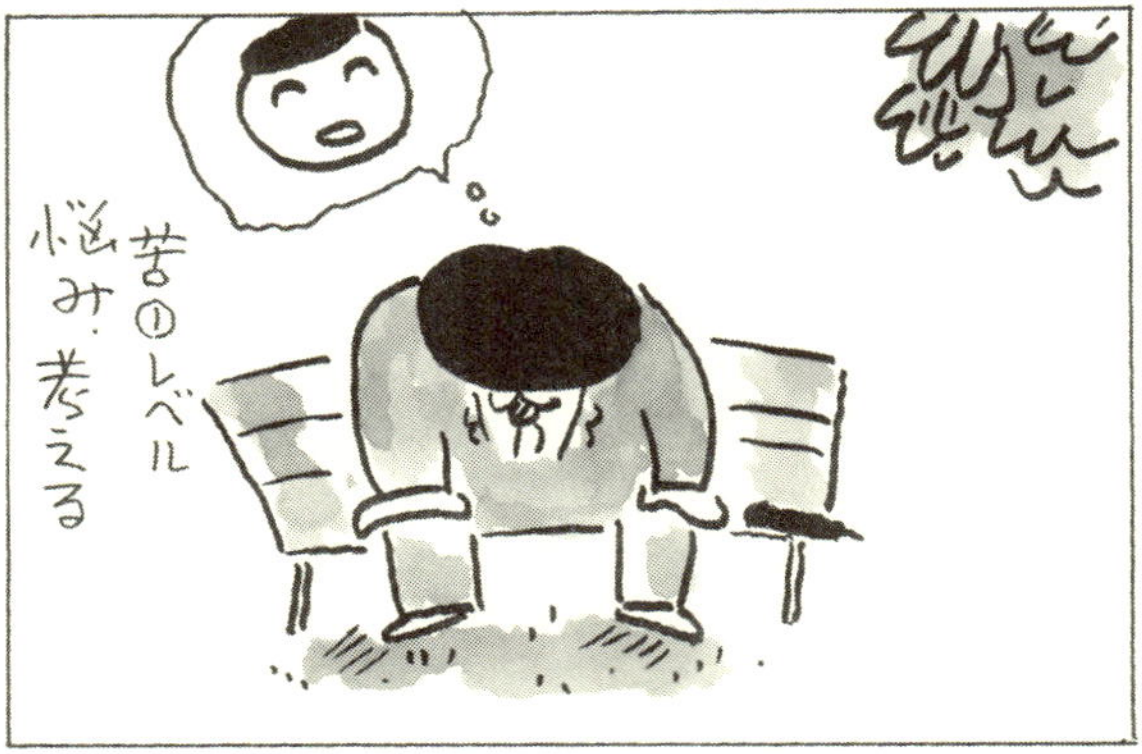

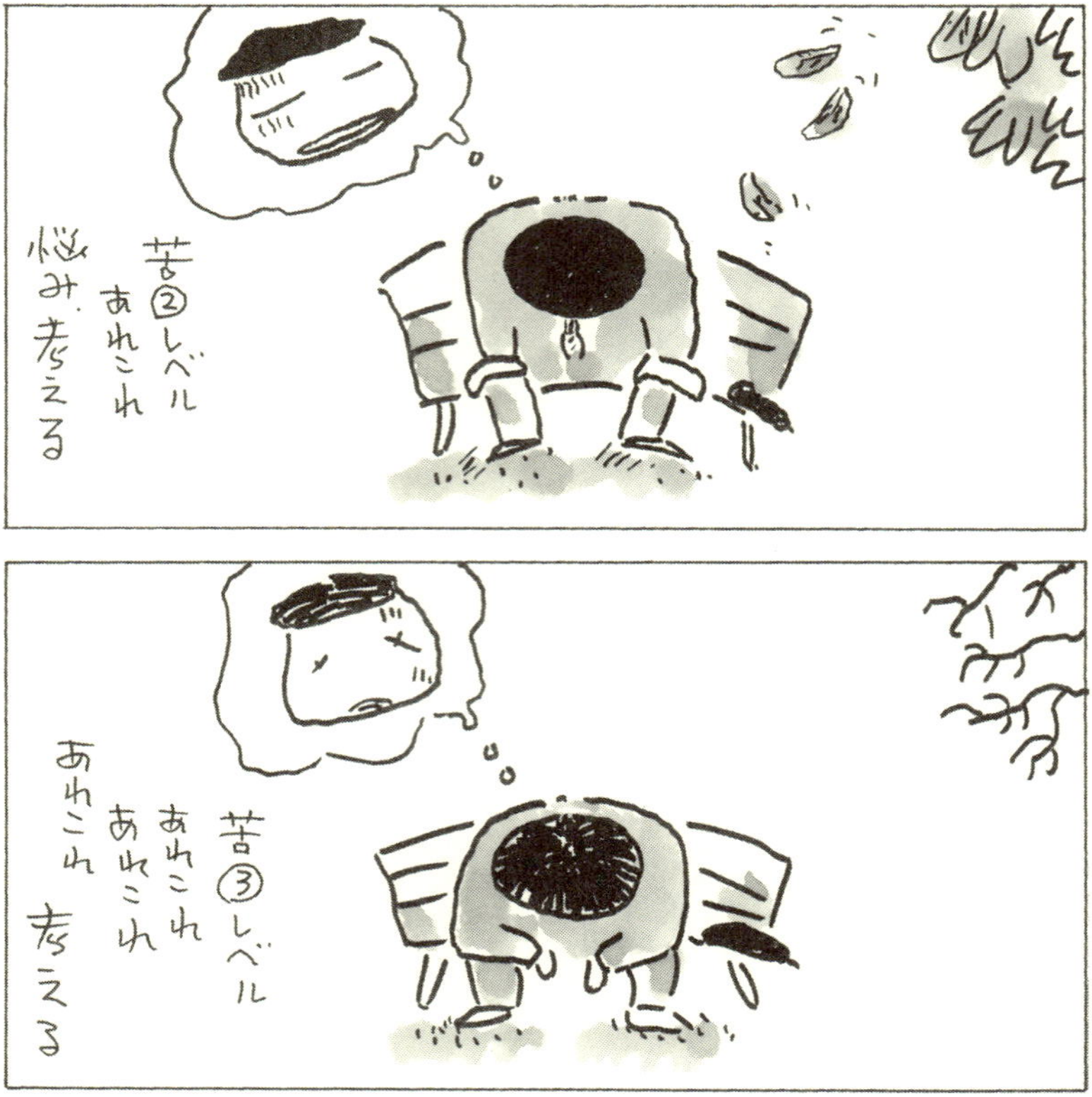

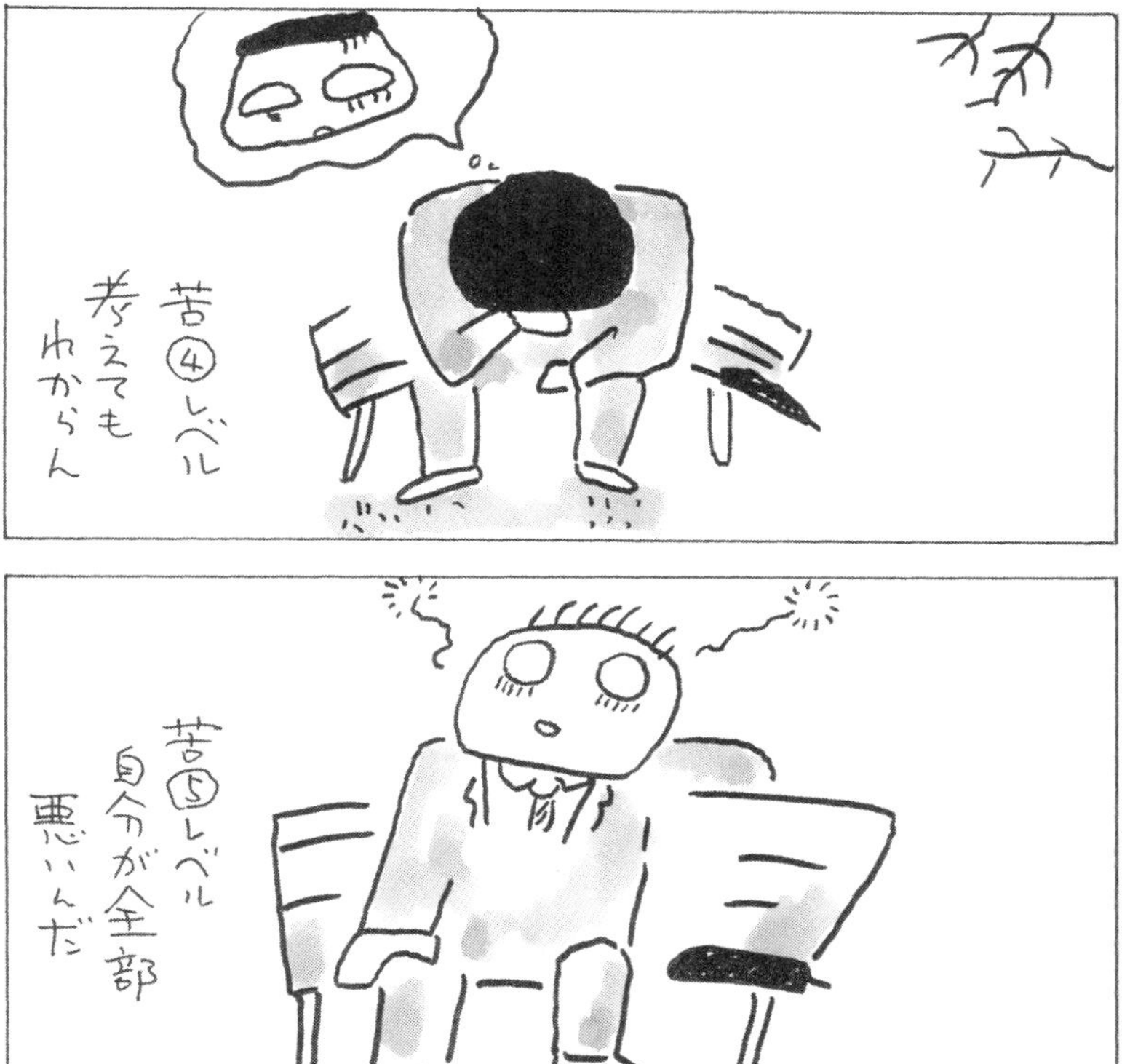
苦④レベル
考えても
わからん
苦⑤レベル
自分が全部
悪いんだ
苦⑥レベル
生きていても
しょうがないか
ボクがいるよ

前章でも触れましたが、うつ病は「自殺願望」を伴います。私も例外ではありませんでした。

うつ病が本当に恐ろしいのは、この自殺願望があるからだと言っても過言ではありません。がんや脳卒中、心筋梗塞なども多くの方がそれを原因として命を落としている恐ろしい病気ですが、「一つの命が失われる」という意味では、うつによる自殺だって同じです。

前章で「とても重要なので、別に章を設け詳しくお話しさせていただきます」と申し上げたのは、そういう理由からなのです。

私は本章で、自殺者の心理という側面からアプローチを図り、自殺者が少しでも減少すればと考えています。本書によって、自殺者が一人でも減り、再びより良い生活が送れるようになって欲しいと願っています。

人はなぜ、死にたくなるのか

人はなぜ、死にたくなるでしょうのか？

直接的な原因は、人それぞれに違うと思いますが、皆に共通していることは、この世に絶望してしまっているという点でしょう。

「生きていても良いことなんか何もない」、「死んでしまったら楽になれる」などといった心境が自殺へと追い込むのではないでしょうか。自殺をするためにはよほどの思い切った行動に出ない限り死ぬことはできないので、おそらくそのときの本人の心理状態は正常に働いているとは思えません。「もうどうでもいい」といった自暴自棄な気持ちが思い切った行動に出てしまうのでしょう。

でも、自殺した人たちは本当に死にたかったのでしょうか。私は、必ずしも自殺者が、本当はできれば死にたくはないが、このような状況では死ぬしかないと思って死んでいるように思います。

要するに「死にたい」という心境の陰には、「こんなつらい人生だから死にたいのだ」、「もし、もっと自分が思うような人生が送れれば何も死にはしない」あるいは「このつらい状況さえなければ死なない」というのが本音なのではないかと考えています。

つまり、自殺を防ぐには、その人にとって自殺の原因となっているような状況を打破することができ、できうる限り理想に近い生活が送れればいいといえます。あるいは、自殺の心理の裏側に隠された、これらの真実（心理）に気付くだけでも自殺者の数は減るのではないかと思います。

希望と絶望

人は生きていく希望を失ったときに自殺すると思います。現在はいくらつらかろうが、先に明るい未来が待っていることを知っていればおそらく死ぬことはないでしょう。現在もつらい、そして、未来にも希望がないから死を選ぶのだと思います。

そういった意味では、自殺を防ぐためには、人生に対する「絶望」ではなく「希望」がどうしても必要になってきます。本人がこの先、生きていれば必ずとまでは言わなくとも、もしかしたら良いことが起こるかもしれないという意識を持てるかどうかが重要です。そのためには社会全体でやらなければならないこともあるでしょうし、家族単位でやらなければならないこともあるでしょう。

「希望」――この言葉が、自殺者を減らすキーワードではないかと私は思っているのです。

「自殺の壁」がなぜ用意されているかを考える

「自殺の壁」とは何か。それは、自殺するには相当思い切ったことをしなければ簡単には死ねないということです。自殺の方法をつらつらと書き連ねるつもりはありませんが、説明上やむを得ないのでいくつか列挙します。

例えば、首つり、飛び降り、電車や車への飛び込み、ガス中毒、毒物中毒、薬の大量摂取、水死、拳銃やナイフでの自殺など、いくつかの方法がありますが、どれも一般人からすれば考えられない恐ろしい行為といえます。しかし、もし仮に安楽死の薬が簡単に手に入るとしたら、自殺者の数は桁外れに増大すると私は思っています。一錠飲めば、気持ちよくなって、眠るように死ねる薬が誰にでも入手することができたら、人はもっと簡単に死を選んでしまうでしょう。

そういった意味では、私が言う「自殺の壁」は、自然が設定したといってもいい自殺抑止力なのです。ですが残念ながら、自殺してしまう人はこの「自殺の壁」も乗り越えてしまうのです。

自殺者を減らすためには、まずこの自然が設定してくれた「自殺の壁」を正しく認識させる、つまりそういった自殺行為に恐怖心を本人に感じさせる必要があるのです。その点の感覚が麻痺してしまいますと、「自殺の壁」は突破されてしまいますので「自殺の壁」への正しい認識は非常に重要といえます。

特にうつ病の場合は正常な判断力が鈍ってしまっていることが多く、「自殺の壁」を乗り越えやすいと言えます。したがって、この「自殺の壁」を正しく認識するためにも、適切な治療が必要なのです。

こういった意味合いから言えることは、「自殺の壁」が存在しているということが、自然が私たちに「死ぬな」と警告しているのではないかということです。

人が痛みを感じる原因

人は自分の体が傷つくと、痛みを感じるようにできています。ではなぜこのような仕組みにできているのでしょうか。

これもやはり、「生命を大切に」といった願いが込められているように思います。痛みは苦痛だから人間はそれを取り除こうとします。そうすることによって生命維持機能を果たしているのです。そして、自殺しようとすれば、いずれの方法を取るにしてもこの痛みを伴うといっていいでしょう。一瞬だから本人はもしかしたら分からないかもしれませんが、少なくとも普段我々はナイフで体を傷つければ痛いことは分かっているし、高いところから飛び降りれば痛いことも知っています。この認識が自殺の抑止力になっているのは紛れもない事実でしょう。

私なんかは恐がりだから、せめてもう少し痛くないように体を設定しておいて欲しかったと思うのですが、確かにあまり痛みを伴わないと、その痛さを放っておく可能性があるからなのでしょう。人間とは、実にうまくできているといえます。

死んだら本当に楽になれるのか

これは実際に死んでみなければ分からないことなので、確たる言明は避けなければなりませんが、私は、確かにこの世の苦しみからは解放されるかもしれないけれども、魂は生き続けると考えています。

私は最近流行りのスピリチュアルな能力は持ち合わせていませんし、テレビなんかでやっているそういった能力を持っているというのも疑った目で見ている人間ですが、死んで果たして本当に楽になれるかどうかは定かではありません。

死んだら死んだでまたなんらかの形で魂は残るような気がするので、できるだけこの世の目の前の困難から逃げずにがんばって欲しいと思います。
耐えているうちに状況も変化してくるかもしれないのですから。

どうにでもなれと開き直ってみる

これは自暴自棄になれといっているのではありません。よく自殺願望者が、死ぬ直前に家族や見知らぬ人まで殺してまき沿いにしようとするケースがありますが、そんなことは絶対してはいけません。

私が言いたいのは、今置かれている状況が悪ければ悪いなりに、もう開き直って、「なるようになれ」と思うのも一つの方法ではないかということ。ここで人を殺したり自殺したりするのではなく、状況をあるがままに受け止めて、「後はどうなろうと知らないよ」といったような心境で生き続けて欲しいということです。

「どうせなるようにしかならないのだから、しばらくは戦況を見ていよう。そのうちに戦況も変わってくるかもしれない」と思ってやり過ごそうではありませんか。

「死ぬ気があれば何でもできる」の嘘

よく、自殺をした人に対して「よく自殺なんかするよなあ、死ぬ気があれば何でもできるだろう」ということを言う人がいます。しかし、これはまったくうつ病やそういった心理状態の人のことを理解できていない人の発言です。

この発言で決定的に間違っているのは、自殺は勇気で行うという捉え方をしている点です。だから「そんな勇気があるなら何でもできるだろう」という発想になるのでしょう。

しかし、何でもできる気があれば自殺なんかしません。自殺する人は、生きる気力自体をまったく失っているのです。

自殺というのは疲弊しきって何もできないと思うからするのであって、けっして勇気を振り絞ってするものではないと私は考えています。ですから、自殺したいと言う人に向かって、「そんな勇気があるのなら、思い切って何でもやってみろ」というのは間違った対応の仕方だと思います。

残される者のことも真剣に考えてみよう

「俺には家族も身寄りも友達もいない、天涯孤独だ」という方は、この項を読まなくて結構です。

でも、そんな人はごくごく稀だと思うので、大抵の人には家族なり友人なりがいると思います。

自殺願望が強いときは、正直言って自分以外のことを考える余裕がなくなってしまっているかもしれませんが、一歩立ち止まって冷静になって、自分が死んだ場合、残される家族のことなどを真剣に考えてみましょう。

大黒柱のお父さんが自殺したら残された家族はどうなりますか？　奥さんや子供さんの心の傷は相当深いものになるでしょうし、経済的にも残された者は苦労することになるかもしれません。

あるいは、お母さんが死んだ場合はどうでしょう。残されたお父さんは大変です。仕事はしなければならないし、子供がいたら子供の養育もしなければなりません。昔から「男やもめにウジがわく」という諺がありますが、男手一つで生活していくことは大変だと思います。

自分がいかに苦しくとも、果たして家族を残して良いものでしょうか。どうかもう一度考え直していただければと思います。

時間が経てば気分も変わる

自殺しようとしている人に「死ぬなんてもったいないよ」なんて言っても、おそらく全くと言っていいほど効果はないでしょう。今まさに、死のうとしている人には、どうして「もったいない」のかという理由が分からないと思います。もう人生に絶望してしまっているのに「もったいない」も何もないではないですか。この世に未練がないから死のうとしているのに、このような言葉は全く意味がないと思われます。では、どういう言い方をすればいいでしょうか。

私だったら、こう言うと思います。

「今はそう思えないだろうけれども、時間が経てばまた気分が変わるかもしれないよ」

私は実際に時間が経てば、絶対気分が変わると思っています。これが人間の心理というものです。

私は、生きてさえいれば、もしかしたら何か変化が起こって、「ああ、あのとき、死ななくて良かったなあ」と思えるときが来るかも知れません。そんな機会が訪れるかもしれないのに死んでしまうことに対して、「もったいない」と私は訴えたいのです。

仮に状況に変化はなくとも、心境に変化が現れることだってあります。体験したときの悲しみや衝撃が、いつまでも同じ感覚で続いたらたまりません。

でも幸いなことに、時間が解決してくれることだってあり得ます。そんなときが来るまで、いま少し待ってみてはどうでしょうか。つらいかもしれませんが、何とか耐え忍んでやり過ごせないでしょうか、心境に変化が現れるまで。

方法は一つではない

「もう死にたい」、「もう死のう」と思っているときは、八方ふさがりのような感覚になっていると思うし、「これしかない」、「この方法しかない」と思いがちです。しかし、果たして方法は本当に一つしかないでしょうか。もう全く打つ手はないでしょうか。

冷静になって今一度考え直してみてください。同じ物事でも角度を変えて見てみると、違ったものに見えてくるかもしれません。全く違ったやり方でやってみたら、もしかしたらうまくいくかもしれません。「死にたい」と思っているときは頭が固まってしまっているので、できるだけ落ち着いて柔軟に考えなければなりません。

誰か他の人に相談してみるのも良いでしょう。専門家に相談したら案外あっさり解決する可能性だってあり得ます。要は、色々試してみる価値は必ずあるということです。

他者からの「いい影響」を受けよう

私は、以前ほどプロレスが好きではなくなっていますが、現在でもプロレスリング・ノアに所属するレスラー、小橋建太選手は好きです。彼は、カメラやお客さんに向かってけっして吠えたり、暴言を吐いたりといったことをしないタイプのレスラーで「絶対王者」と呼ばれるほどプロレスラーとしては凄い選手です。

ですが彼は、度重なる不運に見舞われています。再三再四、膝を故障し、その度に手術をし、リハビリをし、復帰したかと思うとまた痛めてしまうといったことを繰り返していました。

そして、いよいよ本格的に復活したかに見えた矢先に今度は腎臓に「がん」があることが発覚しました。当然全試合を長期欠場し、腎臓の摘出手術に踏みきったのです。今度こそは、もしかしたら「引退」かと誰もが想像した出来事だったのですが、彼は見事三たびカムバックを果たしたのです。がん細胞(腎臓一個)を摘出しましたが、その後の経過は良好、カムバックの試合にはノアの日本武道館大会至上最大の観客を動員したのです。その日は全員が小橋建太を見に来たといっても過言ではないくらいだったと思います。

先日、これらの「がん」発覚からカムバックまでの映像をテレビで流していたのを私は夜中一人で見ていて、思わず涙が止まりませんでした。度重なる不運にもめげず、再び這い上がろうとする懸命な姿に心を打たれたのは私だけではないはずです。

皆さんもご存知のとおり、プロレスとは特異なスポーツで、ボクシングや相撲といった勝敗を競う真剣勝負(これもどこまでリアルファイトか定かではないが)

ではなく、鍛え上げた肉体を駆使して常人ではできない技などを観客に魅せるショービジネスと一般的に言われていることは百も承知の上で感動するのですから、ある意味凄いと思います。

私は本当に感動してオロオロと泣いてしまいました。でも非常にすがすがしい涙であり、「よーし俺もやるぞ」という気にさせてもらったのです。

この小橋選手以外にも、私たちを勇気付けてくれる様々なアーティストたちがいます。そんな人たちから勇気を分け与えてもらおうではありませんか。

人は、今にしか生きられない

人の寿命は誰にも分かりません。残念ながら、交通事故のような形で突然命を落とす人もいます。自分は関係ないと思っている人もいるかもしれませんが、いつ自分の命が絶たれるかなど、本当に誰にも分からないのです。

だからといって私は全財産を使って遊びまくれというつもりはもちろんありま

せん。長期的な視点で生活することは大切ですが、ダラダラと生きてもいいものかということが言いたいのです。

人は折角この世に生を受けたのですから、自分にしかできない「何か」を見つけて、精一杯頑張って欲しいと願います。

幸いにも私は、「書く」ということで、少しは世の中のためになれているのではないかと少しだけ思っています。私は、「強迫性障害」や「うつ病」で困っている人たちのためになればと、当初は自費で本を出版しました。ものすごくお金を使いましたが、おかげさまでにたくさんの人に読んでいただき、感謝の言葉もたくさん頂きました（二作目以降は自費出版ではありません）。

私は自分にできることはこれだと思っています。私が「書く」ことによって、一人でも多くの人が「救われた」と言ってくださることが、私の何よりの幸せであり、生きがいにもなってもいるのです。

「そんなの君がたまたま『書く』ことができる人だから良かっただけで、私なんか、俺なんか何もない、君はできるからそんなことが言えるのだ」と思う人がいるかもしれませんが、私ははじめから文章が書けたわけではありません（もちろん今でもまったくうまいとは思っていません）。最初に出した本など、今から読み返すと文章は無茶苦茶です。それが何冊か書かせていただく過程で、成長を実感することができるのです。

それに私は元々勉強が大嫌いで、学校の成績も中学以降は非常に悪かったし、本も大嫌いでした（本は後ほど好きになるのですが）。ですから、本を自分が書くなんて夢にも思っていませんでした。それが今では何冊か本を出版し、買っていただいているのです。

だから皆さんも自分を卑下せずに、きっと何かできるはずだと思って頑張って生きていって欲しいと思います。

人は、何だかんだ言っても影響を及ぼすことができるのは「今」しかありません。過去をいじくることはできないし、未来に手を伸ばして、直接的に影響を及ぼすこともできません。したがって、我々はやはり今を精一杯生きなければいけないのではないでしょうか。

「今はいい、またその時期がきたら頑張るよ」

そう思っているようでは、いつまで経っても頑張るときが来ないような気がします。

今を一生懸命生きなくて、そして今を楽しまなくて、一体いつ一生懸命になるというのでしょうか。確かに、体調や精神状態が悪い状態で必死になる必要はありませんが、とにかく人が影響を及ぼすことができる時間は「今」しかないのは事実です。

是非とも「今」を精一杯生きて欲しいと思います。

人生で体験することに無駄はない

私は、最終的に夜間の大学を出たのですが、費用は親に一切負担してもらっていません。もちろん生活費も含めて全部です。そのときはもう母親が亡くなっており、私は父と二人で暮らしていました。姉は嫁いで家を出ていたからです。

私の父は、人はいいのですが、色々なことにほとんど気がつかない鈍感な人でした。私にお金の無心をするような人でしたから、お金なんか全然持っていませんでした。当然、大学の費用を負担して欲しいなんて気も起こりませんでした。そのことで私は父を恨んだり悪く思ったことはありませんが、悲しかったのは事実です。

そのときは本当につらい思いを一杯しましたが、今となっては、自分の子供が大学へ行きたいと言ったら、私は何としてでも行かしてやろうと思えるようになっているし、経済的なことで子供に負担は絶対かけないようにしようと思っています。そう思えているだけでも、私の若かったときの経験はけっして無駄にはなっていないのです。

また、私は父や自分の体験から、できない人に向かって「やれ」と言っても無駄だということを嫌というほど教えられました。そして、人は一人ひとり皆「違う」ということも理解しなさいということも教わったのです。

そういう意味では、頼りない父ではありましたが、私はその父からも何かを学んでいたのです。そのときは確かに苦しいことはたくさんありました。むしろ、世の中そんなことだらけかもしれませんが、後で振り返ってみるとけっして無駄にはなっていなかったと思えるのです。

いじめられっ子だって成功者になれる

少し前になりますが、ボクシングの世界での、ある出来事が社会問題化するほど世間を賑わせたことがありました。チャンピオン、内藤大助選手とチャレンジャー、亀田大毅選手の試合です。試合内容やその後の状況については、皆さん大筋はご存じの通りですが、チャンピオンを防衛した内藤選手が昔はいじめられっ子だったということが非常に印象的でした。

元いじめられっ子が、ボクシングで世界の頂点に立っています。そのことがどれだけのいじめられている全国の子供たちを勇気付けたことか。

「この人もこんなどん底から這い上がって頂点を極めたのか、僕も、私ももっと頑張らなければ」

そう思った子もきっとたくさんいたことと思います。

確かに近年のいじめは凄惨なケースも増えていると聞きます。勇気を持って頑張って欲しいといってもなかなか耐え忍ぶのは難しいかもしれませんが、年月が経てばもしかしたら自分も世界チャンピオンとまではいかなくとも、もしかしたら、変われるのではないかと思って何とか頑張って欲しいものです。

私は本当に薬に助けられている

この世にもし薬がなかったら……。私はきっと今頃生きていないのではないかと思っているくらい薬には助けられています。頭痛薬、胃腸薬、精神薬、風邪薬など、私は常に持ち歩いています。黄色いタッパーの中にいくつかの薬が入っています。私は、よく頭痛を起こすし、腹痛も起こす、そして向精神薬がないと落ち着かないし、風邪もひきやすい。だからといって薬が好きかと言われればけっして好きではありません。できることなら飲みたくないと思っていますが、体が必要とするから仕方なしに飲んでいるのです。

頭痛のときは薬を飲まないと耐えられないし、下痢のときも薬を飲まないといつまでも治りません。本当に自分でもやっかいな体だと思っていますが、元々弱い体質だからしょうがないと観念しているのです。

一般的には、薬はあまり飲まないほうが良いようなことが言われているし、私もできることならそうしたいですが、それは無理です。たとえ人一倍薬を飲んでいたことが原因で寿命が多少縮まっても、それは仕方がないと思っています。それよりも、薬を飲まずに痛みなどを我慢しているほうがよほど嫌です。

それに、もし向精神薬がなかったとしたら、もしかしたら私は自殺していたかもしれません。うつ病がひどいときは、本当に死ぬことを考えていました。どうしたら死ねるか、どの方法ならやれそうかといったことを毎日考えていたときがありましたが、向精神薬を飲んだことによって、そのような気持ちは薄れていったのです。

そういった意味で薬は、あんなに小さな錠剤なのに効き目は抜群です。だからといって、私は皆さんにも薬を勧めるつもりは毛頭ありませんが、少なくとも私は薬に助けられながら生きていることだけは確かです。

私が言いたいのは、薬というのは、飲まないに越したことはありませんが、あまり我慢して飲まないのも良くないのではないかということです。元気な人は飲む必要はない、でも私のように体が弱いと飲まないと仕方がないのです。

もちろん、好き勝手に飲んで良いわけではなく、医師の指示通りに飲むことが大切なことは言うまでもありません。

第五章　うつ病の要因としての私の性格

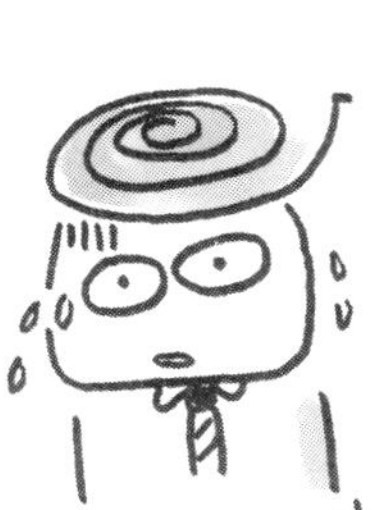

言いたくても言えない

スーボー／作

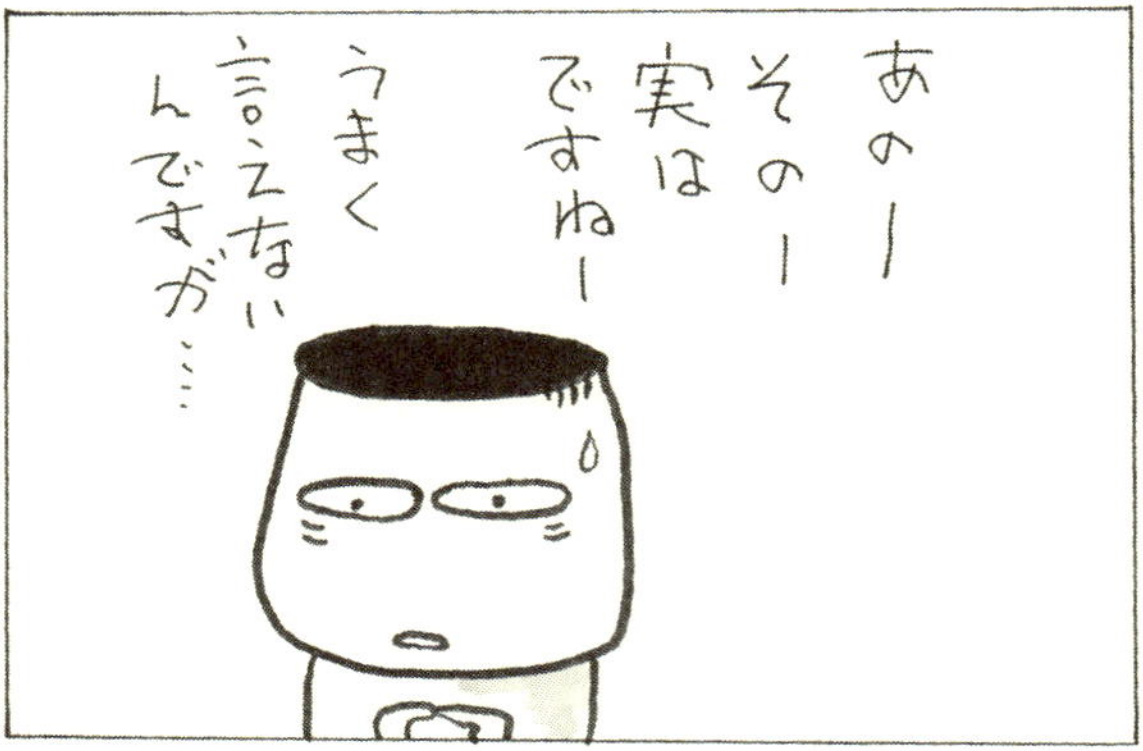
あのー
そのー
実はですねー
うまく言えないんですが……

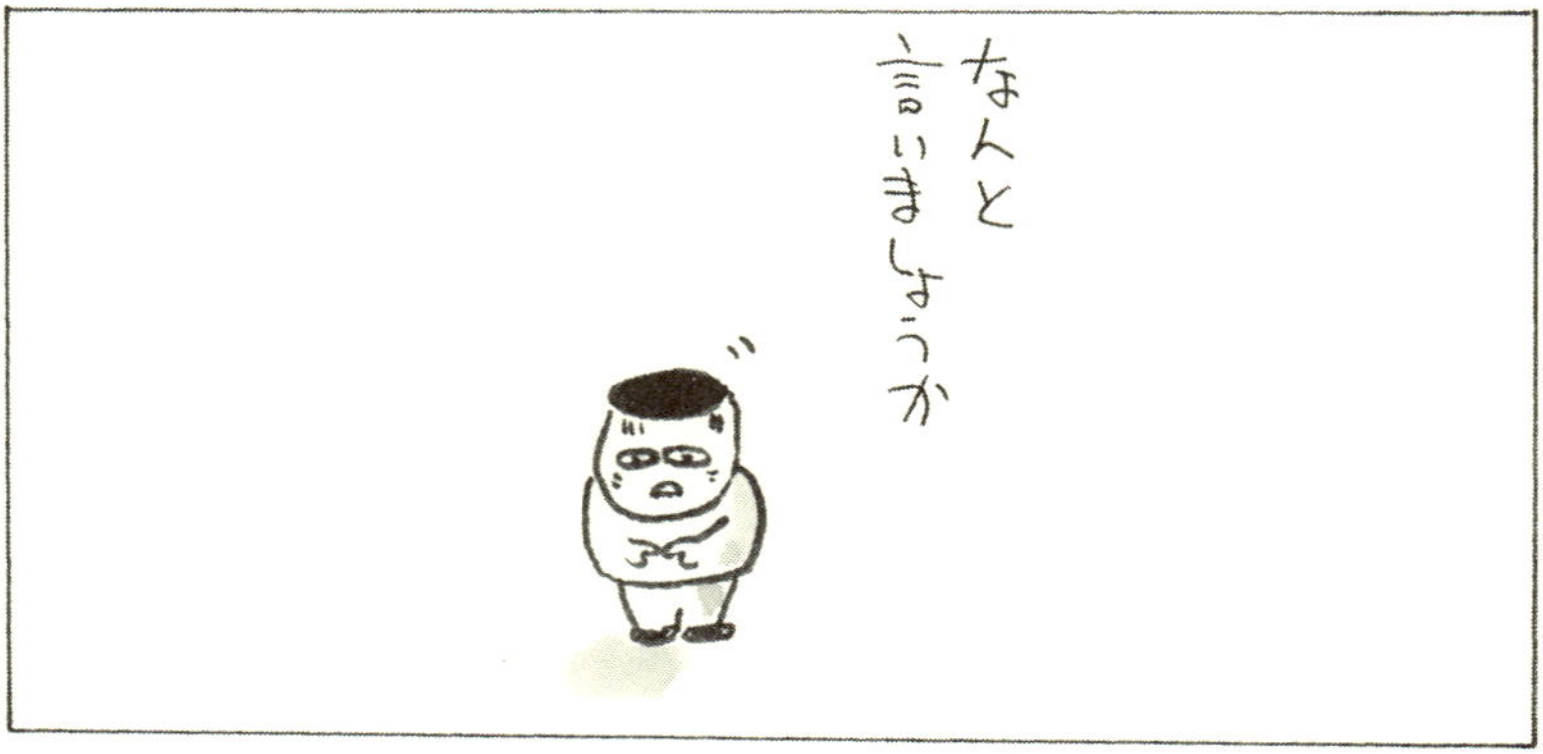
なんと言いましょうか

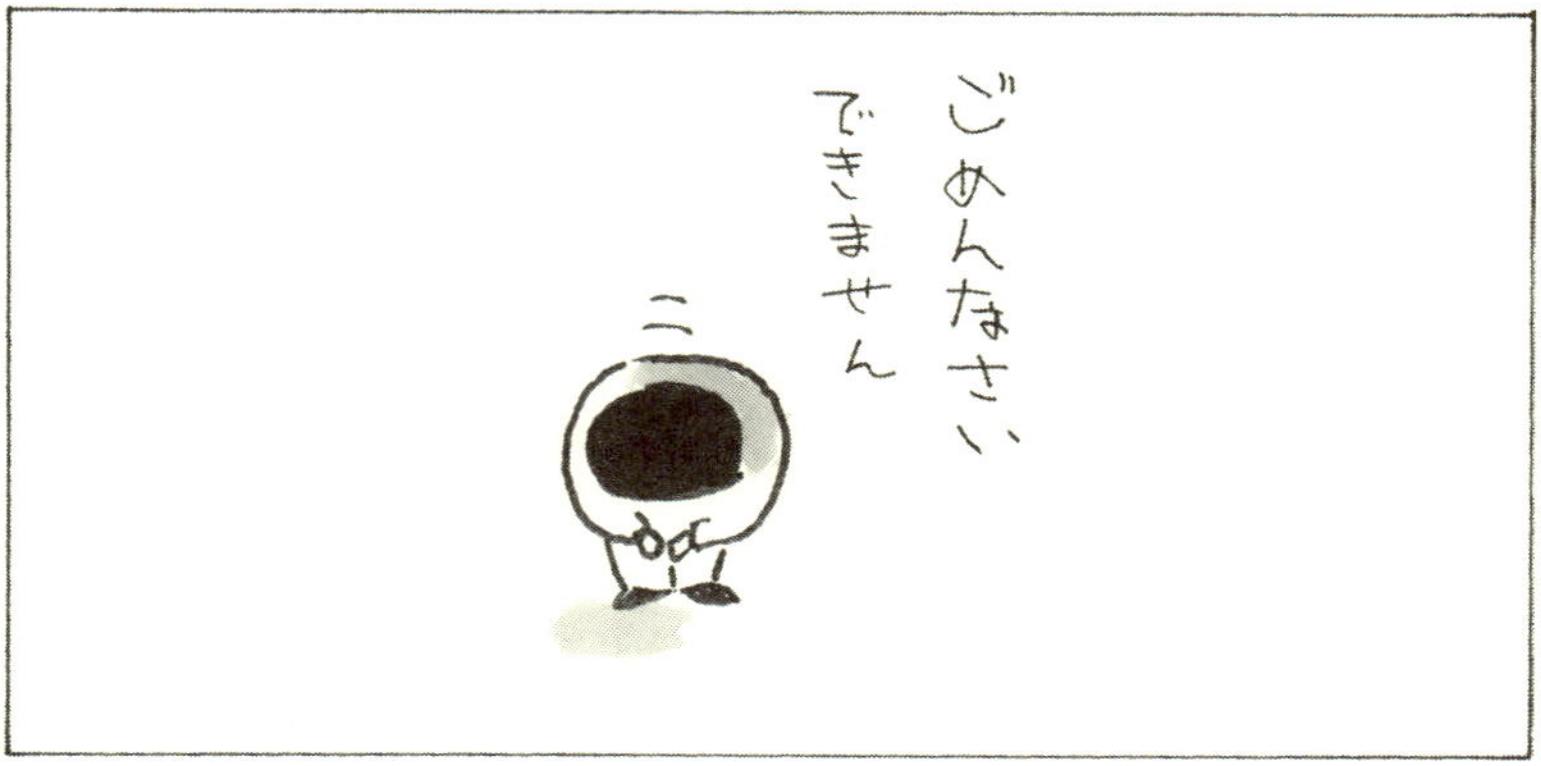
ごめんなさい
できません

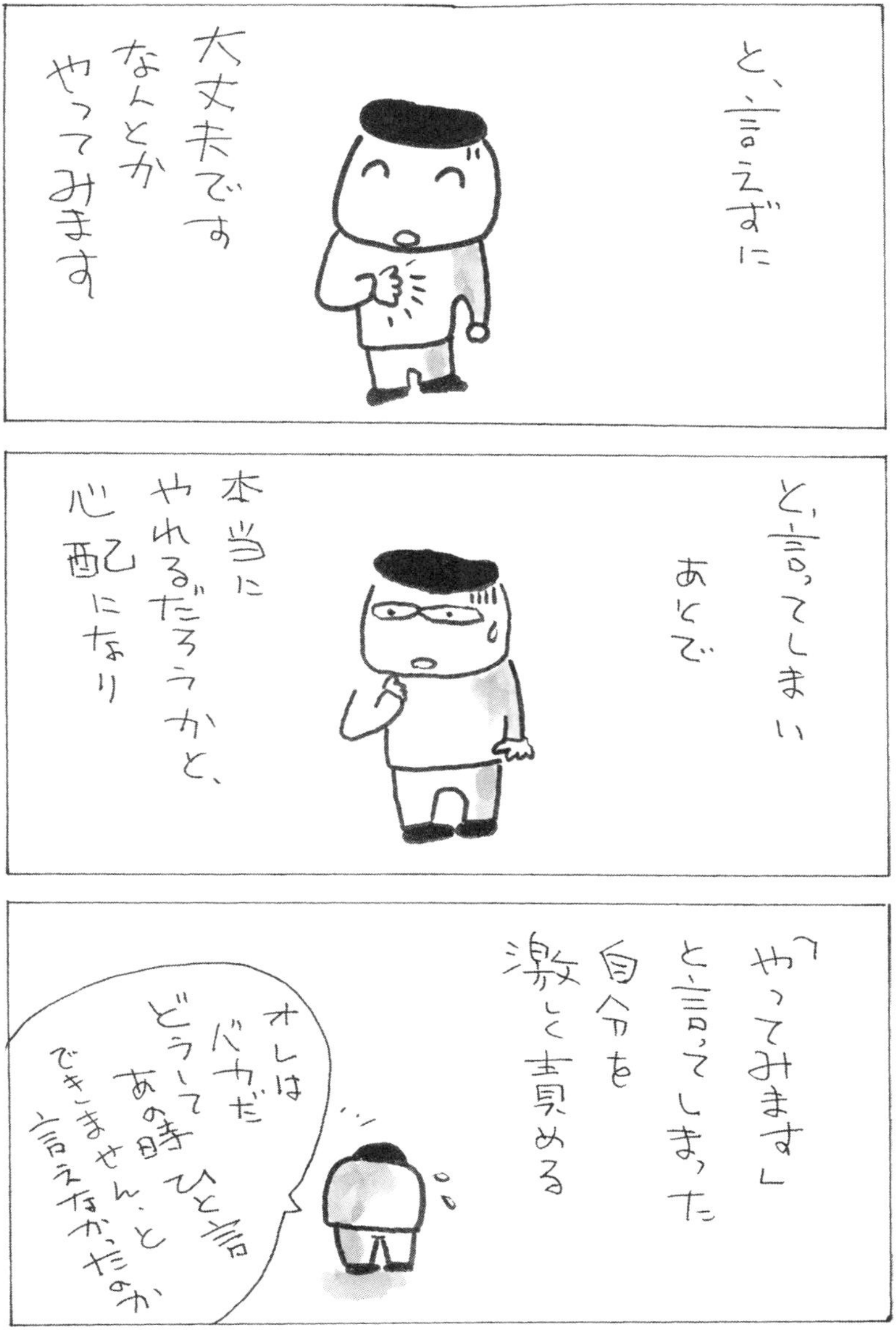

と、言えずに
大丈夫です
なんとか
やってみます
と、言ってしまい
あとで
本当に
やれるだろうかと、
心配になり
「やってみます」
と言ってしまった
自分を
激しく責める
オレは
バカだ
どうして
あの時 ひと言
できません、と
言えなかったのか

うつ病の発症、そして再発の原因としては、大きく分けて二つの要因が考えられます。自分以外の他人から与えられる影響、周辺の環境、自分を取り巻く状況など、具体的には職場、学校、社会などといった「外的要因」と、自分の性格、資質、行動パターンといった「内的要因」です。

私の場合、原因のほとんどが職場にあったため、本書でも外的要因を中心に書いています。しかし内的要因も、うつ発病、再発の原因としては非常に重要であると私は考えています。

そこで本章では、私自身の性格や行動パターンを振り返ることで、うつ発症、再発の原因となる内的要因について検証してみましょう。

まじめで冗談が苦手

私は、自分でもまじめなほうだと思っています。やらなければいけない仕事などは、充分ではないにしてもまじめに取り組むし、人との約束も必ずといっていいほど守る人間です。待ち合わせには決まって大概早く着き、相手を待つことのほうが多いです。待たせるよりも待っているほうがまだ気が楽であり、また、時間ぎりぎりになって慌てるのが非常に嫌いなので、常に時間には余裕を持って行動するよう心がけています。

こう考えると、少しくらい待ち合わせに遅れていても平気でいられる性格の持ち主のほうが「うつ病」にはなりにくいのかもしれません。

また、私は人の何気ない一言でも、妙にまじめに受け取ってしまいすぎるきらいがあります。向こうは、軽い冗談のつもりで言っていることでも、真正面から受け取ってしまい、返答に窮することも往々にしてあります。したがって、会話のキャッチボールがあまり得意ではありません。

頑固で負けず嫌い

私は、一見のらりくらりとやっていて、人と争うのは嫌いなのですが、一方で、結構というかかなりの負けず嫌いなのです。

何もかもに関して負けず嫌いというわけではなく、自分が「これは」と思ったことに関しては異常なほどの負けず嫌いぶりを発揮します。

ここ一番は絶対負けたくないと思えば、必死になって頑張ってしまう性格なのです。

これも裏を返せば、「勝っても負けてもどっちでもいいやん」と気楽に思っているほうが、うつ病になりにくいのかもしれません。

また、私は頑固であり、人からもよく「四角四面な性格」とも言われることがあります。本人の自覚だけではなく、人からもどうやらそういうふうに見られているようです。

別の言い方をすれば、「融通が利かない」とも言えるでしょう。

私は、一旦こうと思うと、なかなか途中で予定を柔軟に変更することが苦手です。初めにこういうふうにやろうと決めると、どうも最後までそのとおり無理してでもやろうとするところがあります。

これは、ときには良いこともあるのですが、外部の環境というのは、常に移り変わっているものですから、あまり固定的に物事を考えていると、必ずといっていいほどストレスの元になります。

そして、人から頑固なやつと見られてしまうのです。

したがって、私は変化を非常に嫌う傾向があります。昨今の早い変化のスピードにはとてもついていけません。

神経質

私は、とにかく神経質です。これは、たぶんに母親譲りです。母も非常に神経質なところがあり、子供心によく母親の顔色を伺っていたことを覚えています。

神経質ゆえに普通の人なら気付かないようなどうでもよいことが気になったり、小さな小さなことにこだわったりするので、本人も非常に疲れるし、ときには周りの人も疲れさせてしまっているかもしれません。

神経質にももちろん良い面もあります。神経質ゆえに細かい作業がきっちりできたり、相手の心を察したりといったことなどです。しかし、これも度が過ぎると、弊害のほうが大きくなる場合が往々にしてあります。

自分でも「何でこんなことでこんなに精神的に疲れてしまうのだろう、普通の人ならもう少しさらっと受け流してしまうだろうに」と思うことがよくあります。神経質も、「うつ病」にとりつかれてしまう可能性の高い内的要因ではないでしょうか。

協調性がなく、人付き合いがヘタ

私は、本当に協調性に欠けた人間です。子供の頃から学芸会や文化祭といった皆で共同でやらなければいけない作業や行事はものすごく嫌いでした。こういったことというのは、大体当日までに、皆で集まって稽古などをするものですが、私はそれらの稽古などがたまらなく嫌だったし、当日の催しを実行することもすごく嫌いでした。

今でもそれらはまったくといっていいほど変わっていません。つまり、他人と共同で何かを一緒にやるということが苦痛で、どちらかというと一人でやるほうが性に合っています。

そんな性格だから当然人付き合いはヘタです。まあヘタということもありますが、人付き合い自体したいと思わないタイプでもあります。

みんなと一緒にやって、足を引っ張るのも引っ張られるのも嫌だし、「それだったら、自分一人でやったほうがいい」と思ってしまうのです。

人から言わせれば、寂しい性格かもしれませんが、私の本能はどうしてもそちらのほうを選択してしまいます。

後、思考パターンとして挙げられるのが、ついつい「しなければならない」思考になってしまうことです。もちろん仕事などは「しなければならないこと」の連続ですが、私の場合、ほんの小さな日常的なことでも「しなければならない」思考が働きやすいのです。

したがって、常に何かに急き立てられるような感じがしているのです。

その他にも、物事を曖昧なままにしておくのが嫌で、どちらかというと白黒はっきりつけたがる性格です。

「割り切り」ができない

私のうつ病の最大の原因は、もしかしたらこの「割り切り」ができないところにあるのかもしれません。

「割り切り」とは、仕事に対する割り切りです。一般的には、「仕事があって、お給料がもらえて、ご飯が食べれればそれで良いじゃないか、何を文句を言うことがあるの?」と言われることが多々ありますが、私はどうしてもそれだけでは満足できません。

「どんな仕事でも目標を持って、積極的に取り組めば楽しくなるものですよ」ということも私はいい年をして未だに理解ができないでいるのです。

正直を言うと、私は面白くないことは、どうやっても面白くないとしか思えないのです。

「お金をもらっているんだから、プロなんだから」ともよく言われますが、私の中ではそのプロとプロ野球のプロとは明らかに違うものに思えてしまうのです。給料をもらっている以上はプロなんだから好きとか嫌いとかいったことは割り切ってやらなければいけないということが頭では解っていても、身体が拒否反応を示してしまうのです。

私は、面白くないことは面白くないし、嫌なことはどうしても嫌なのです。では、自分の好きな仕事に転職すればいいじゃないかと思われるかもしれませんが、私にはやりたい仕事なんて本音を言えば、ほとんど何もないのです。

「この仕事」がしたくないのではなく、仕事自体がしたくないのです。したがって、仮に私が転職をしても何の解決にもならないと思っています。

このことがまた私をうつ病へと駆り立てているのです。なぜなら人間は余程の資産家でない限り、働かなければいけないし、それが嫌なら無職になって路上生活をするしかありません。

いずれにせよ、後何十年はどうしても何かで働き続けなければいけないのです。この何十年という月日が私には途方もなく長い年月に思えて、それを考えただけでも卒倒しそうになってしまいます。おまけにこれからは、ますます定年が延長され、年金がもらえる年齢も上がっていくでしょう。そうすると、ますます私の夢であるリタイアの時期は遠のいていくことになります。

仮に定年を迎えたとしても、もしかしたらマイホームのローンが残っていたりするかもしれません。そうなると、また老体に鞭打って何らかの仕事に従事しなければいけません。もしかしたら定年退職まではなく、死ぬまで働き続けなければならないのではないでしょうか。

よく「死ぬまで現役を貫き通したい、死ぬまで働きたい」と意気込んでいる人を見かけますが、私には考えられないことです。

私はできるだけ早期にリタイアかセミリタイアがしたいと思っています。

私は正直言って、毎日仕事に行くことがつらくてつらくて仕方がありません。やっていることにまず興味や関心がまったくないし、何をどうしてみてもやはり面白くないのです。一日の基準労働時間は八時間ですが、私にはその八時間が途方もなく長く感じてしまうのです。

本当のことを言えば、一日四時間くらいで十分と考えているので、自分の感覚よりも倍働いていることになるのですから、クタクタになっても仕方がありません。

週の出勤日数にしても、五日は多すぎると真面目に考えているし、週に二、三日働けばそれで十分だと思っています。「それじゃ、まるでパートタイマーじゃないか」と言われるでしょう。でも労働基準法では「週四十時間を超えて労働してはならない」とありますが、多くの企業が最低四十時間、残業を合わせればそれ以上の労働を社員に強いており、それを日本の国民が当たり前のように受け入れているのが現実です。そんな状況にも、私は理解ができないでいるのです。

私はこんな一風変わった思想の持ち主なので、当然周りの人たちとも軋轢とまではいかなくとも、あまり良い人間関係が築けません。私は、職場の人の行動があまり理解できないのと同様、職場の人たちも私のことを理解できないと感じていると思います。

私は、けっして仕事を怠けているわけではありませんが、そんなに積極的にやっているわけでもないので、どうしても周りとの歯車が合わないのです。周りの人が目を輝かせて言っていることが、私にはなぜこんなことでそんなに真剣になれるのだろうと不思議に思えて仕方がないのです。

そこへきて、私は夜の飲み会や付き合いにはほとんど参加しないので、余計に周りとのコミュニケーションもうまくいかないようです。

「やはり、お酒を酌み交わしながら、腹を割って付き合うことによってはじめて仲良くなれるし、また仕事も円滑にすることが可能になるよ」ともよく聞きますが、仲間とコミュニケーションを取りやすくするため、また仕事を円滑に進めるために飲み会が必要であったとしても、それでも私は飲み会や付き合いは参加したいとは思わないのです。もっと言うと、できれば職場の人たちとは仲良くはやりたいとは思いますが、そうまでしなければいけないのなら、少々仲がギクシャクしてもそっちのほうがましだと思ってしまうのです。

私は、職場の人たちとは一日に八時間も九時間も一緒にいるのですから、せめて夜や休日くらいは家族と一緒にいさせて欲しいと切に願っています。今の日本人は、家族と過ごす時間があまりにも少なすぎると思います。朝出勤するときも、夜帰宅したときも、どちらも子供は寝ていて子供とのコミュニケーションが取れないサラリーマンは一杯いるでしょう。子供とのコミュニケーションの時間がまったく取れないのに、どうして会社の人間とのコミュニケーションは大事にしなければいけないのか。どちらのほうが大事か首をかしげてしまうところがあります。

これって少し異常なことのように思ってしまうのですが、みんなはどう思っているのでしょうか。もう仕方がないと諦めているのでしょうか。子供の寝ている姿しか見られないことを当たり前、仕方がないと思っているのでしょうか。

そこへきて、このようにやむなき事情で早朝出勤、残業などで労働時間が長くなっているにもかかわらず、家族からは「もう少し家庭のことも顧みてよ」などと言われているサラリーマンなどは、本当にかわいそうだと思います。

とにかく私は人とは少し考えがずれているようだし、社会にうまくなじめない原因も自分自身にあることは重々承知しています。だからといって私は自分を変えるつもりもないため、毎日多大なストレスを感じてしまうのでしょう。

職場に行くたびに見失う自分

私の勤務は、月曜から金曜まで週五日であり、土日は休みです。中には週休一日の人もいるでしょうし、週休二日でも土日が休めない人、変則勤務の人、二交代や三交代で夜勤のある人、それどころか何日も休みのない人だっているかもしれません。そんな人からすれば週休二日はうらやましいと思われるでしょう。

しかし私は、この一週間に五日連続出勤でもはっきり言ってヘトヘトに疲れ切っています。できることなら中間の水曜日辺りにもう一日休みが欲しいと本気で願っているし、たまに本当に水曜日に年休を入れたりもします。本当に五日間出社し続けることが、私にとっては至難の業なのです。

普通の人でも仕事はしんどいし、それぞれにストレスを発散させたりと、ある程度は嫌だという思いは持っているでしょう。しかし、他人とは比べようもありませんが、明らかに私の場合は異常とも思えるほど疲れるし、自分を見失ってしまうのです。

自分を見失ってしまうとは、要は、自分が自分でなくなってしまうということです。土日に家族とリフレッシュしたときを過ごすことによって、「ああ、自分てやっぱりこういう人間なんだ、だからこれでいいのだ」と思えるのですが、ひとたび会社へ行けばそういう自分が否定されるため、無理に自分を作らなければならなくなるし、無理に会社や他の社員に合わせなければいけなくなります。それを毎日繰り返しているうちに、自分をどんどん見失っていくのです。

自分を見失うとは、自分にとって非常に心地の悪いものです。自分はこれでいいと思っていても、会社や社会というところは、なかなかそのまま認めてくれようとはしません。

なぜ認めようとしてくれないのか。一つには、私が、必要最低限のことしかしない人間だからだと思われます。私はけっして決められた仕事をやらない人間ではなく、おおよそきっちりとこなすタイプですが、それ以上のことはやろうとはしませんので、周りとのギクシャクした関係ができてしまうのではないかと自分なりに分析しています。

会社というところは、決められたこと、本来やらなければいけないこと以上のことを常に要求してきます。私はある意味それらに逆らっていることになるので、快く思っていない人もいるのでしょう。

そういった意味では、私は自分を貫き通しているようにも思えますが、実際はそうではありません。私は年休も比較的よく活用するし、定時になればさっさと帰ってしまいますので、我が道を行くといった感じに傍からは見えるかもしれませんが、内心はけっしてそんなことはありません。

これでも結構周りには気を使い、人に対しては本当によく合わせているのです。なぜなら、会社というところは、私みたいな変わり者の発想が通用しないところだということを、私は少なくともわきまえているからです。

だから、少々腹が立っても我慢もするし、相手もしているかもしれません。そもそも感性がまったく違う人間が集まっているのが会社ですから、感性の違う人間同士が本質的に合うわけがないのです。私は他人の感性を否定するつもりはもちろんありませんし、そういった意味では特に上司などの場合は、相手に合わせざるを得ません。でも実は私はこの合わせるという作業が、最も私を疲れさせているとと思っています。仕事そのものもさることながら、この他人に自分を無理やり合わせる（合わせなければケンカになってしまいますから）ということが自分を見失う原因になっていると思っています。

本当は自分の意見や考えのほうが正しいと思っているのですが、その場ではその意見は受け入れられない（なぜなら私の考えはある種反会社的な発想を持っているからです）、理解してもらえないことを初めから知っているので自分を押し殺しているのです。

会社や上司というのは、ここまでできたら、次は「もっと」ということを要求してくる性質を持っています。現状維持をしているとダメな世界なのです。でもそんなことをしていては、結局キリがないのではないかと私は思ってしまうのです。

うつが比較的マシなときは、土日に未だ自分を取り戻せるからいいですが、うつが酷いときは、土日にも回復しないまま再び月曜日に突入するということもよくありました。そんなときは、実際には週に二日休んでいるにもかかわらず、まったくの無休で働き続けているような錯覚すら感じてしまうのです。これではうつ病になっても仕方がありません。

うつ病には休養が大事といいますが、これは一つには、今私が説明したような本来の自分を取り戻すために必要なことなのではないかと思います。

毎日、本来の自分とは「違う」と思いながらストレスを抱えているとうつ病になるのですから、その反対、つまり休むことによって自分を取り戻すことが重要になってくるのではないでしょうか。

自分を取り戻せる時間に長く接しているだけで、うつ病が回復することもあるでしょう。つまり私が言う土日の状態が毎日続けば回復は早くなる可能性が十分考えられるのです。

ただし、ここで重要なことは、家庭が安定していて、家族が本来の皆さんをそのまま受け入れてくれるということが前提になっています。

家族にも会社の人間と同じような感覚で接していたら、それはもう気の休まるところがありません。少なくとも家族は仲良く、お互いがお互いを認め合えるような関係であることが重要です。

職場に行くたびに自分を見失ってしまう、このこととうつ病は密接な関係で結ばれていると私は確信しています。本当に私は、夜そんなに遅くまで働いているわけでもないのに、毎日クタクタに疲れて帰ってきます。なんだか自分自身にも嫌気がさして、自分が嫌いになって帰ってくるのです。

でも残念なことに平日は、夜そんなに家で時間を過ごすことができません。睡眠時間を差し引けば、平日の夜、家でくつろげる時間はきわめて短いのが、今の日本のサラリーマンの実情なのではないでしょうか。

したがって、平日に自分を取り戻すことは非常に難しいことです。あれよあれよと言っている間にすぐに翌日になるし、そしたらまた自分以外の自分を演じなければならない日が始まります。普通の人は、聞いていると結構夕方以降は気持ちが切り替えられて、日々新たな気持ちで会社に来ているという人が多いようです。でも、うつ病の人は多分そんなことはできないのではないでしょうか。先ほども言ったように、土日の休みでも自分を取り戻せない人も一杯いると思います。

だから、私はうつ病を治すとは、ある意味、本来の自分に戻る、本来の自分を受け入れられる環境を作って上げることに尽きるのではないかと思うのですが。

他人と同調するストレス

人が生きていくうえで避けて通れないのがこの人間関係ではないでしょうか。何をするにも人間関係は付いて回るし、特に仕事をしている人などは、より厳しい人間関係にさらされているといってもいいでしょう。会社には、ある種、妥協を許さない人間関係が形成されているといっても過言ではないはずです。

本来、性格が明るくて、協調性があり、みんなとワイワイやるのが好きな社交的な人にとっては、会社の人間関係は比較的楽なのではないかと思うのですが、私のように協調性がまったくなく、みんなとワイワイやることが嫌いな人間にとっては、会社の人間関係は結構厳しいものです。

元々価値観の違う人間が集まって一つの目標を目指したり、共同で事業を行っていくのですから、軋轢もあればもめることもあります。そこで、自分の意見をはっきり押し通すことができる性格の人は、あまりストレスを感じたり、うつ病を患ったりはしないように思いますが、私のように、人に気を使い、自分の意見をあまりはっきり言えないようなタイプの人間は、人間関係にストレスを感じやすいのです。

でも、だからといって、私は無理に人に自分を合わせようとは思いません。なぜなら、そんなことをしても結局うまくいかないものはいかないことを知っているからです。

先ほども述べたように、元々価値観の違う人間がたくさん集まっているのですから、違う価値観に基づいた意見や考え方に同調しようとしても所詮無理な話で、ストレスを強く感じてしまうからです。私は、無理に人に自分を合わせてまで職場の人間と仲良くやりたいとは思っていません。あくまでも自分は自分でいたいし、そうすることのほうが結果的にかえって自然な人間関係が築けるのではないかとさえ思っています。

また、うつ病になるような人は、他人の言うことを真面目に聞きすぎるきらいがあるように思います。人の忠告や意見を聞くことは重要ですが、あまり何でも真面目に捉えすぎるとこれもストレスになり、うつ病の原因になってしまう恐れがあるので気を付けたいところです。

他人は、的を得た意見を言うときもあれば、結構思いつきでいい加減なことを言っていることも多いので、いちいちそれらを全部真面目に聞く必要はありません。耳の痛いことも、ときには軽く受け流しても良いのではないでしょうか。明るく楽天的な人を見ていると、どうもあまり人の話を真剣に聞いていないことが多いようにも見えます。そこまでいかなくとも、我々も人の言うことをあまり聞きすぎるのは良くないのではないでしょうか。

それが結果的に、柔軟性のある人間関係につながるのではないかと思います。

自分を受け入れることの大切さ

うつ病患者は自分を受け入れられないと思っていることが多いのではないでしょうか。裏を返せば、もし、自分をありのままに受け入れることができれば、うつ病にはなりにくいのではないでしょうか。

調子の悪いときは、「私はこれといって何の取り得もないし、何をやってもうまくいかない。生きていても楽しいことなんて自分には起こらない」などと否定的なことばかりが頭に浮かんできます。「こんな自分は嫌いだ。こんな自分は生きていては人に迷惑もかけるし（本当は死んだほうがもっと迷惑をかけるのですが、そのときはそんなことにも気付かない）、いっそのこと死んでしまいたい」と思うようになるのです。

うつのときというのは、自分にまったく自信が持てないし、自分を受け入れることができない状態にあります。

私はけっして読者のみなさんをただ単に慰めようという気はありませんし、「きっとみんなにも探せばいいところがあるよ」とか「もっと自分を好きになろうよ」などといったような、うわべっつらの綺麗ごとを言うつもりもありませんが、これは非常に重要なことだと思うので、どうしても言わせてください。

「とにかく、嫌いでも何でもいいから自分をそのまま受け入れて欲しい」と。

難しいかもしれませんが、自分を否定していては、うつ病は絶対良くならないと私は思っているからです。

けっして無理をして嫌いな自分を変えようと努力するのではなく、そのままの自分を受け入れて欲しいのです。

うつ病になるような人は、きっと心のやさしい人が多いと思います。なぜなら、色々な問題の原因を他人に向けるのではなく、自分自身に向けてしまうためにうつ病になるのであって、言い方を換えれば、内省がしっかりできている（できすぎているから少し具合が悪いのですが）ということなのです。

何でも他人のせいにするような人は、うつ病のような病気になりにくい代わりに、自分勝手で傲慢で嫌な人間かもしれませんので、どちらかというと、うつ病になるような人のほうが私は高等だと思っているし、皆さんも自分のことをそう思ってもらっても良いのではないかと思います。

何でも他人や社会のせいにして人を傷つけるのも、自分ばかり省みて何でも自分のせいにしてしまうのも、どちらも極端で良くないですが、少なくとも内省がきちんとできている人間のほうがまともだとも考えられるのです。

無理に人に合わせる必要もないし、性格を変えようとする必要もありません。あるがままのあなたのままで良いじゃないでしょうか。変えたくて変えられることは変える努力をすることも意味のあることかもしれませんが、変えられない性格や容姿などはそのまま受け入れてしまうしかないのではないでしょうか。

生きていてダメな人間なんて誰一人としていません。ましてやうつ病になるような繊細な人たちは他人や社会に害を与えているわけではないので、堂々と生きていけばいいと思います。

第六章　うつ病を防ぐ四つの方法

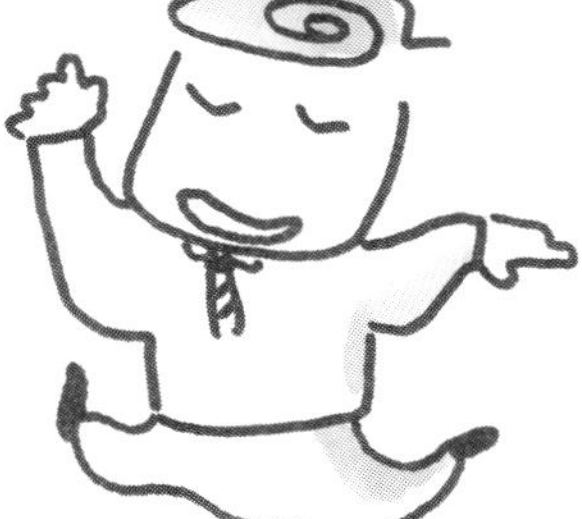

薬より効くクスリ

スーボー／作

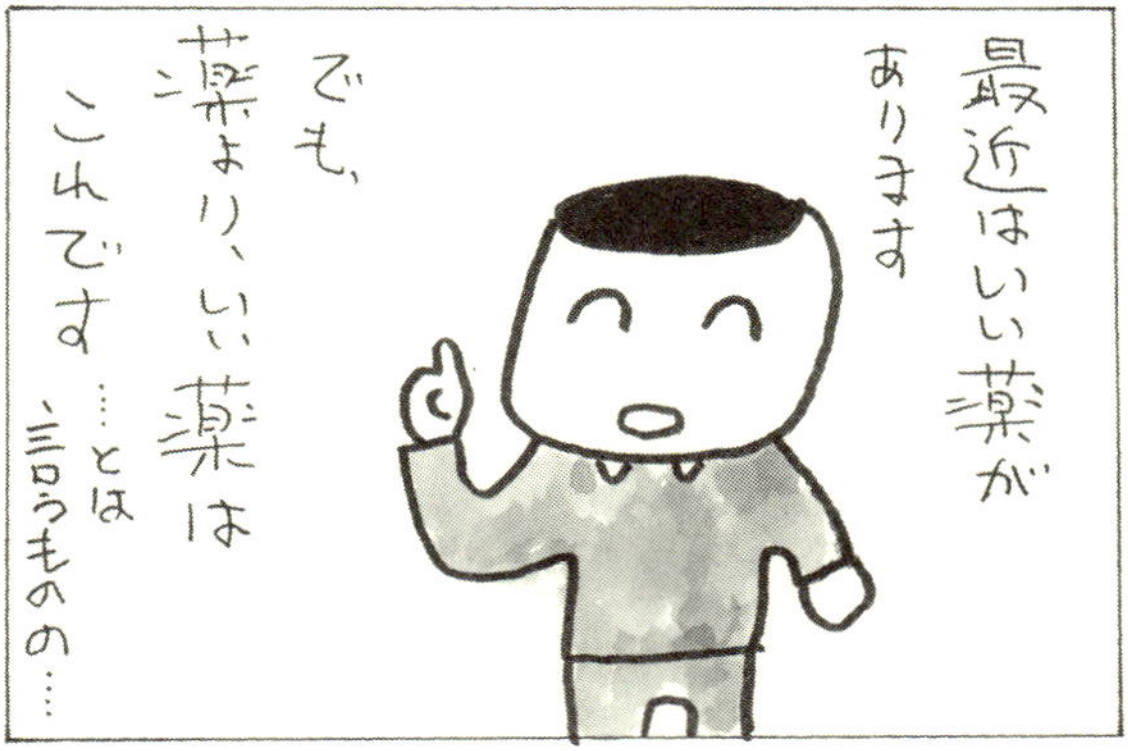
最近はいい薬があります
でも、薬より、いい薬はこれです
……とは言うものの……

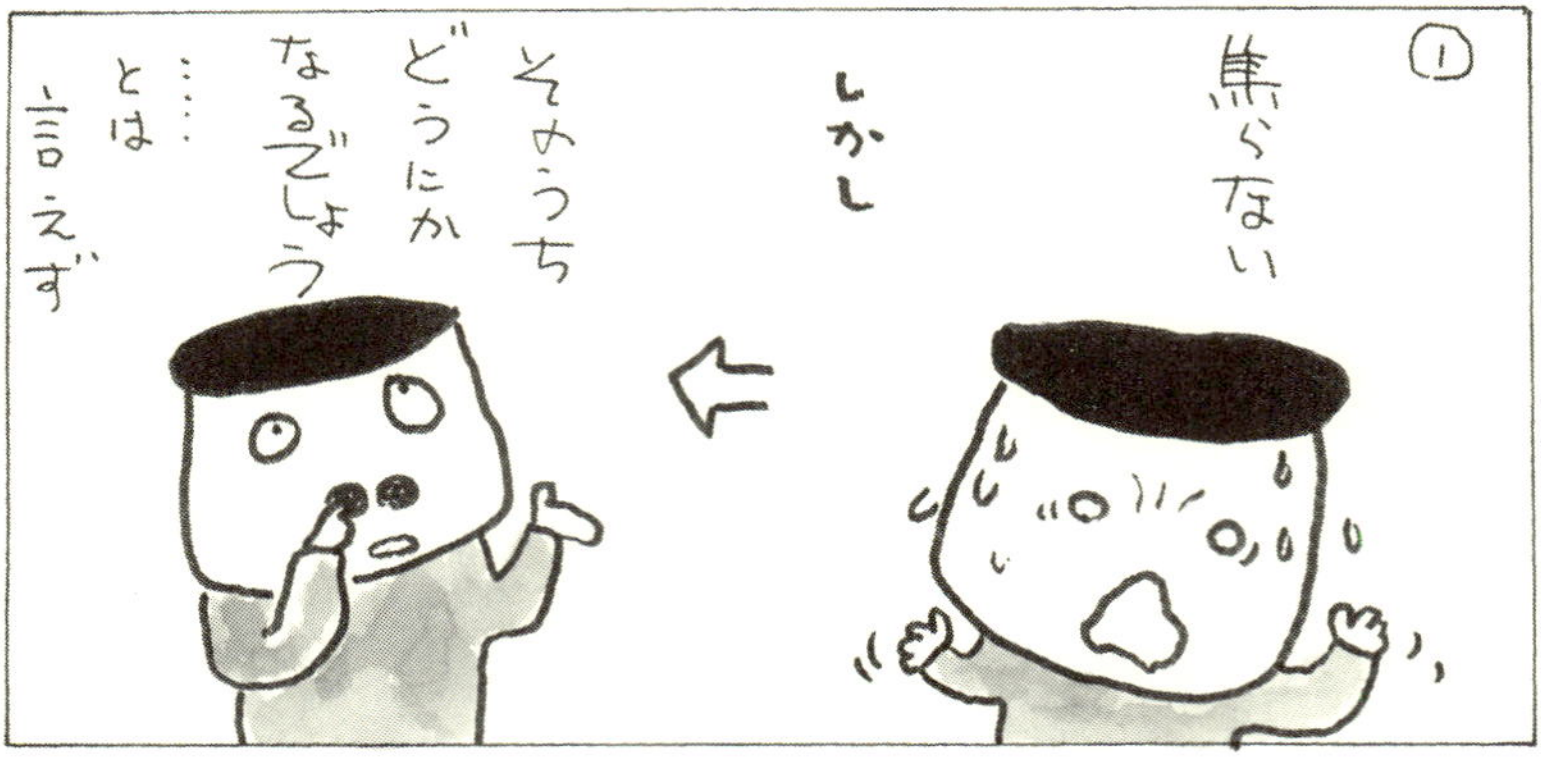
①
焦らない
しかし
そのうちどうにかなるでしょう
……とは言えず

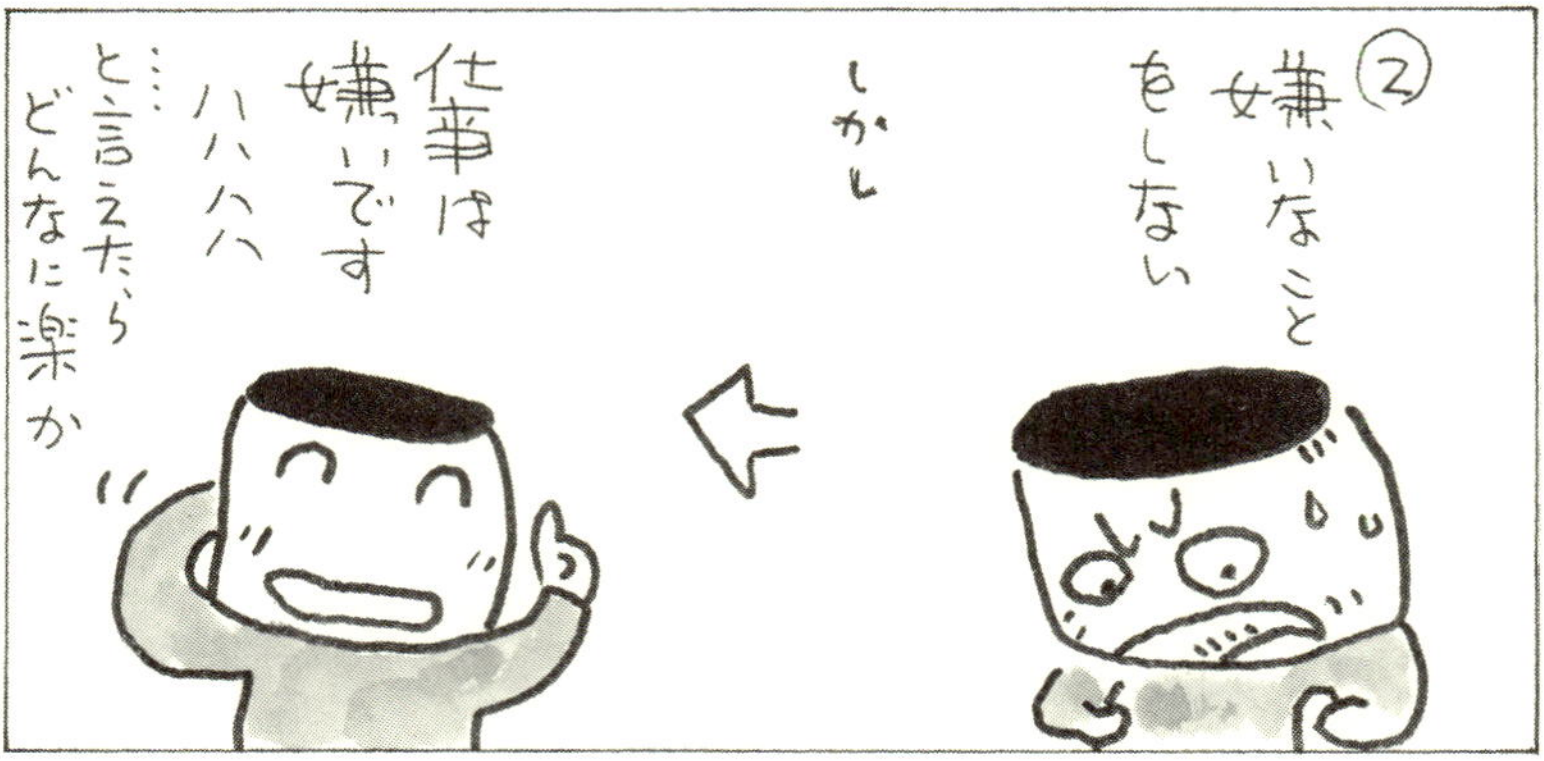
②
嫌いなことをしない
しかし
仕事は嫌いです
ハハハハ
……と言えたらどんなに楽か

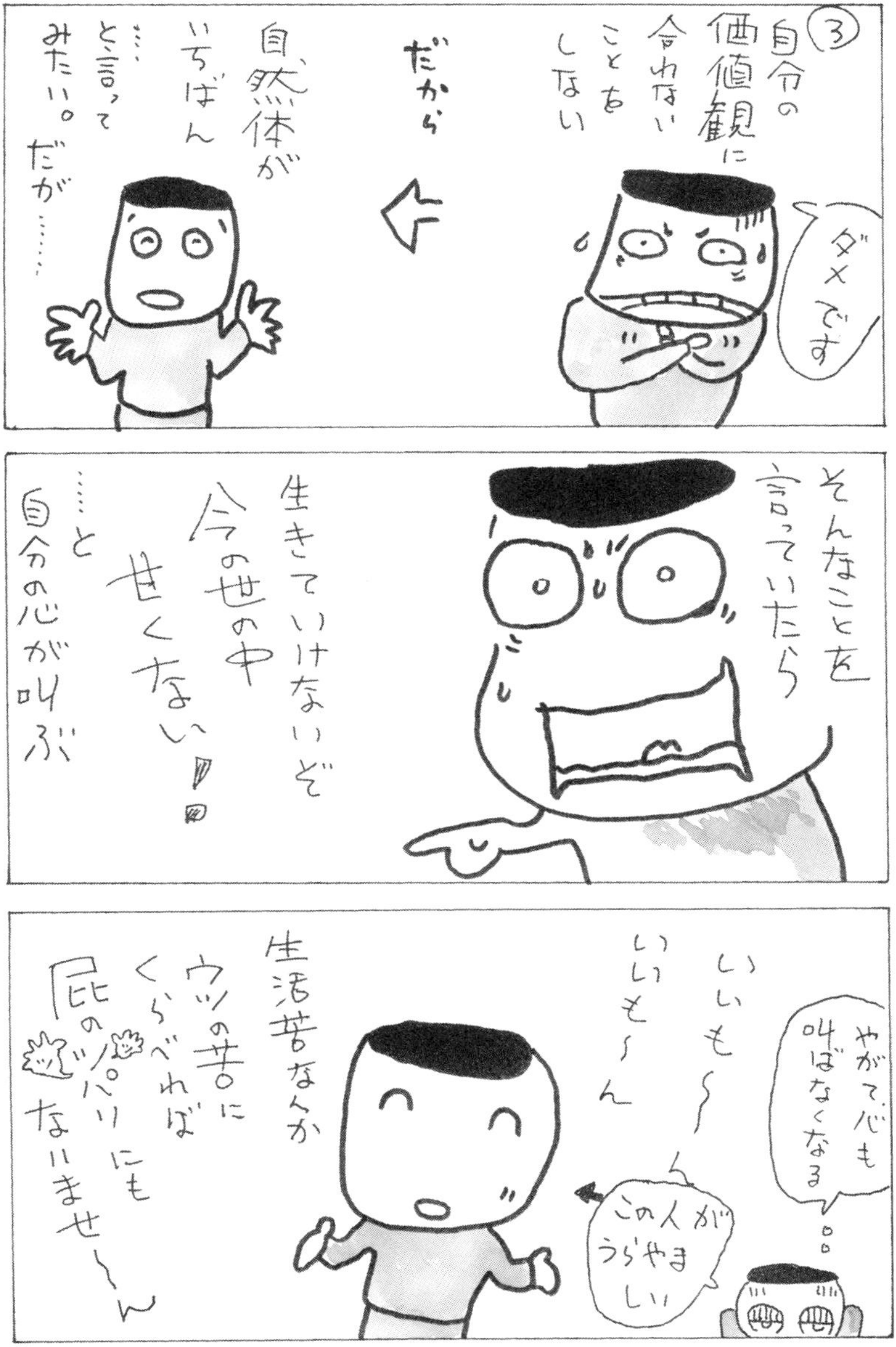

③自分の価値観に合わないことをしない
ダメです
だから
自然体がいちばん
……と言ってみたい。だが……
そんなことを言っていたら
生きていけないぞ
今の世の中甘くない!!
……と自分の心が叫ぶ
やがて心も叫ばなくなる。。
いいも〜〜ん
いいも〜ん
この人がうらやましい
生活苦なんか
ウツの苦にくらべれば
屁のツッパリにもなりませ〜〜ん

うつ病の治療には、基本的に精神科、心療内科への受診が不可欠です。診察の大まかな流れは、問診→カウンセリング→処方ですが、ここで全てを医師任せにしてしまうのも良くないと思います。

私は、私たち患者の側にも治療に対してある程度の予備知識は必要だし、また発病や再発を防ぐ「心構え」もしておくべきではと考えます。

本章では、実際に精神科、心療内科で行われている治療、そして自分でできる治療といった部分に触れていきます。

「薬物療法」以外は、専門医への受診がなくても行えますので、ぜひお試しになると良いでしょう。

一・認知療法

認知療法は、アーロン・ベックなどが提唱したと言われる療法で、物事に対する認知（考え方・捉え方）の仕方を変えることによって、同じ状況に遭遇しても、それまでのような状況に陥らないようにすることが目的です。

近年、この認知療法については、非常に注目を集めるようになってきており、専門書も多く発行されているので、詳しくはそれらを参照してください。本書では、自分の考え方も含めて私なりの見解を述べたいと思います。

私もかつて認知療法について書かれた本は読んだことがあります。読み始めたときの感想は、「なるほど」と思いました。それまで自分自身では気付いていなかった自分独自の考え方や物事の捉え方を再認識する機会を得られたという意味では有意義でした。

薬を使わないという点でも非常に魅力的といえます。ましてや、これまでに色々な薬物療法を試してもうつ病がすっきりしない人にとっては、救いの神のような気さえした人もいるのではないでしょうか。

認知療法を具体的に説明すると、例えば「物事に極端な白黒をつけようとしない」とか「自分の良い点を過小評価し、悪い点は過大評価している」などといった何気なく自動反応している自分の認知に気付き、それらを少しずつ改善していこうとするものです。しかし、そこには限界があると私は考えています。

まず、これらは非常に根気が要る作業なのではないかと思います。長年にわたって染み付いた自分自身の感じ方や認知の仕方をそう簡単には変えられるものではないし、無理やりやろうとしても身体が自然に拒否反応を示すことだってあり得ます。

私の場合を例にとります。私は働くことが嫌いです。できることならやりたくないと思っています。これを認知療法で根底から覆そうと試みました。多少なりとも、仕事に対する認識を改め、緩和することはできましたが、嫌いなものまで好きにはなれなかったのです。

私は本当に認知療法を悪く言うつもりはまったくないし、良い点は活用すればいいと思っています。しかし、いくら小手先の部分を改善しても肝心の部分に変化が起きない限り、根本的な解決はあり得ないというのが私の考えです。

二、薬物療法

これは認知療法と比べると非常に簡単な方法です。何せ薬を飲めばいいだけですから。

その代わり、薬には副作用があったり、合う合わないなどがあり、これも完璧な療法とはけっして言い切れません。また、当然薬には医師の処方箋が必要なので、定期的に通院しなければならない煩わしさもあります。

うつ病の薬物療法に使われる薬を向精神薬といいます。向精神薬には大きく分けて、抗うつ薬、抗不安薬（精神安定剤）、ＳＳＲＩ（選択的セロトニン再取り込み阻害薬）、ＳＮＲＩ（セロトニン・ノルアドレナリン再取り込み阻外薬）、睡眠薬などがあり、その人のそのときの症状に合わせて色々な組み合わせで処方されます。

さらに抗うつ薬は、三環系抗うつ薬や四環系抗うつ薬のようにその構造により区分けされています。またそれぞれの薬の作用は、強いものから比較的マイルドなものまで実にたくさんの種類があります。

多くの薬には、飲みはじめに吐き気やむかつき、頭痛、口の渇きなどといった副作用が出る場合があるというデメリットがありますが、向精神薬については、そう重大な副作用を伴っているものはないと言われています。

抗うつ薬やＳＳＲＩの大きな注意点は、効き目が現れてくるまでに少なくとも二～三週間かかると言われていることです。私の主治医は、一ヶ月はかかると言っていました。精神科や心療内科の門を叩くときというのは、相当精神的に参っているときと思われるので、そんなときに「効くまで一ヶ月はかかる」と言われると、それまでどうやってこのつらい状況を耐えればいいのかと絶望してしまう人もいるでしょう。そこでまず最初に、比較的即効性のある抗不安薬や睡眠薬などが処方されます。こちらは、飲み始めて比較的すぐに効果が現れるらしく、急を要している患者さんにとっては非常に有難い薬です。ただし抗不安薬には気分を高揚させる作用はあまりないようです。

いずれにしても、抗うつ薬が本格的に効いてくるまでは、しばらく我慢が必要だということ。よく言われることですが、その間に効果があまり感じられないからといって、勝手に服用を止めてしまわないことが重要です。

薬に関しては、私自身、本当に現代に生まれてよかったと思っています。一昔前にはこんなに良い薬はありませんでした。それに昔、自殺を図ってしまった人たちでも、現代に生きていたなら、向精神薬を飲んで生き続けられていたかもしれないと私は思っています。

ここ数年だけでもこれらの薬は飛躍的に進歩しているので、これからますます良い薬が出てくる可能性も十分見込めることは、うつ病患者にとって非常に明るい材料だと思います。

薬は誰だってできることなら飲みたくはありません。でもうつ病などの病気になった場合は、慌てて薬を止めたりせず、一定期間飲み続けることが大切です。

ただ、薬も完璧ではありません。これまで「薬を飲んだだけで完璧にすっきりうつ病が治った」という話はあまり聞いたことがありません。どちらかというと長年飲み続けていますが、症状は一進一退であまりすっきりしない状態が続いているという話のほうが一般的です。

私の薬の使い方は、現状が気に入らない、それがつらい状況にある場合に、その状況を打破できるまでの間、何とかその状況を少しでも楽に耐え切れるように補助的に使うという方法です。そういった意味では薬は非常に効果を発揮してくれます。

要は、薬も完璧な魔法のアイテムではなく、あくまでも症状を緩和したり、再び自力で頑張れるための補助輪のような働きのものだという認識程度にしておいたほうが良いのではないかというのが私の薬に対する考え方です。

三、焦らないこと

「焦らないこと」、これは私がモットーとしている非常に重要なことです。

私は常に行き詰まったときや悩んでいるときなどは、焦らないように気を付けています。

なぜ、焦らないことが重要かというと、気持ちが焦ると、考えがまとまりにくく、間違った結論を導き出してしまうことが多いからです。結果や結論を急ぎすぎると、なぜか間違った答えを出してしまいます。

一つには、焦ると人間の思考回路は混乱してしまうため、うまく情報を整理できなくなるのではないかということが考えられます。

それに、焦って答えを出そうとすると、どうしても無理をしがちになり、行動が雑にもなりかねないため、間違いを犯しやすいのです。

何かを買おうかどうしようか迷っているとします。迷っているということは、何かしらの不安材料がまだあるということの裏返しでもあるので、そんなときに「えいやー」で買ってしまうと、後で後悔するということはないでしょうか。

それが比較的値段の安いものなら、まだいいですが、高価なものになればなるほど、後の後悔は大きくなります。ものだけに限らず、全てにおいて、重要なことほど焦って失敗したときの痛手は大きくなるので要注意です。

例えば、家やマンションを焦って買う、高価な車を焦って買う、焦って結婚をする、焦って会社を決める、あるいは辞める、焦って仕事をする、焦って人生に終止符を打つ、つまり自殺するなどです。

いずれも皆大きな決断の要ることであり、人それぞれにもよりますが、重要な出来事ではないでしょうか。

私も、家が欲しい一心で、不動産屋を探しまわり、少しでも良い物件があれば買おうとしていた時期がありました。そんな折、自分には少し高価なマンションが目にとまりました。話を聞きにいった場で即断はしませんでしたが、丸一日くらいかけて考え、思い切って買うことにしたのです。そこで販売会社に電話を入れたところ、一足先に他の客がその部屋を買ってしまったことを聞かされました。

しかし、しばらくして冷静に考えてみると、間取りの割には値段が高いし、やっぱりマンションより庭のある一軒家のほうがいいかなと思い直すことができ、結果的に買わなくて良かったと思いました。よくぞあのとき、一足先に他の客が買ってくれたなあと胸をなでおろしたものです。その買った客には今でも感謝しています。あのとき、もし物件が売れていなければ、私は今ごろそんなに欲しくもないもののために、借金で首が回らなくなっていたかもしれません。

それに良かったのは、何といってもその場で即断即決しなかったことです。人間というのは、欲しいものを目の前にすると、その場では実際より良く見えてすぐにでも欲しくなるものですが、そんなときは自分の頭が冷静ではないと考え、できるだけ「即断即決買い」は止めたほうが無難だと思います。

特にやり手の経営者などに多くみられるタイプですが、「現代はスピードの時代、即断即決のできない奴はダメ」といったことを言う人もいます。しかし、世の中のことで、そんなに焦ってする必要があることなんてそんなにあるでしょうか。確かに人の命にかかわるなど一刻をあらそうこともありますが、それ以外のことについては、そんなに焦る必要はないのではないかと思うのです。そういう生き方が性に合っているならいいかもしれませんが、そうでない人までそんなタイプの人に合わせる必要はありません。

結婚についてもどうでしょう。適齢期が来たから、あるいは過ぎているからといって、大いに妥協をして果たして本当に好きな人と結婚できるでしょうか。私は人それぞれに適齢期というものがあり、一概に皆に共通の適齢期があるとは思いません。その人その人に最も適したタイミングというものがあると思います。したがって、あまり年のことを気にしすぎて結婚を焦ると、後で後悔することになるでしょう。一年や二年焦って結婚しても、その相手とは離婚をしない限り、どちらかが死ぬまで付き合っていかなければならないのですから、慎重になってもいいのではないかと思います。まあ、相手にはまったく何もこだわらないという人は別ですが。

仕事でも同じようなことが言えます。仕事というのはもちろん一人きりではできないし、必ずお客様や仕事仲間などの人間関係が付いて回ります。そこで短期的な視点で焦って何か結果を出そうとしても、そんなに事がスムーズに運ぶものではありません。色々なことが複雑に絡み合っているため、いくら自分一人が孤軍奮闘しても、思ったようなペースで仕事というものははかどってはくれないものです。

それよりも、周りの状況を冷静に見ながら、焦らず行動を起こしたほうが仕事はよりはかどる気がします。ガチガチに焦って何かをしようとすると、どうしても無理をしたり、相手を無視した行動に出がちになるから気を付けなければいけません。

一番問題なのは、自殺です。「死に急ぐ」という言葉がありますが、これもある意味、人生の結論を焦ってしまった結果なのではないでしょうか。確かに自殺するような状況下では、先のことを考える余裕などないのは十分に分かりますが、もう少しだけ待てば、もしかしたら状況が変わる可能性だって絶対ないとはいえないのではないでしょうか。

大きな決断ほど取り返しがつきませんが、この自殺が最も取り返しがつかないと言ってもいいでしょう。所詮買い物や仕事は、まだやり直しがきく可能性がありますが、自殺だけはやり直しがききません。

このように、人生には焦って得することはあまりないのではないかというのが私の結論です。

四．やりたいことをやる

私はこの章で四つの項目を立てましたが、その中で最も強く訴えたいのは、この「やりたいことをやる」ということです。

人間の価値観までは、なかなか変えられないというのが私の本音です。何に価値を置いているかは人それぞれで、ギンギラギンに飾って、羽の生えたような派手な車をかっこいいと思う人もいれば、同じものを見て「ダサい」と思う人もいます。それらは、それぞれ個人の価値観に基づいているもので、私はその辺は自然に変わっていくことはあっても、無理やり認識を変えることは不可能だと思っています。

確かに家族を養っていかなければならない、家のローンを払わなければいけないといった要因から、嫌でも価値観に合わない仕事をしなければいけないということだろうと思いますが、では、なぜ価値観に合う仕事に就こうと努力しないのかということになってくるのではないでしょうか（私自身がまだ実行できていないので強くは言えませんが）。私は、いつまでも価値観に合わない仕事（仕事だけに限らず）にしがみついてうつ的症状を抱えているよりも、そこから積極的に抜け出す方法を探るほうが、よほど現実的かつ効果的なのではないかと思っているのです。

ここで一つ質問なのですが、労働時間が比較的短く、肉体的にもきつくない仕事って楽だと思いますか？　一見楽に思えるこのような仕事でも内容が気に入らなければけっしてラクではないと思います。

反対に、少々きつくとも価値観に合い、やりがいの感じられることならある意味ラクなのではないでしょうか。そういった意味でも本当に楽とラクを見極め、自分がやりたいことをやろうではありませんか。

嫌いなことを嫌々やって、人々（お客様）を感動させられるわけがありません。

人間は嫌なこと、やりたくないこと、価値を見出せないことには絶対に身が入らないし、やっていておもしろくないし、創意工夫もしませんし、良い結果も出ありません。そんな状況が長く続けばうつ病になってもおかしくありません。

でも、生きていくうえで、どうしても嫌なことややりたくないことをやらなければいけないことってありますよね。私もどうしても避けられないことに関しては、我慢するしかないと思いますが、変えられる可能性のあることは、是非とも変える努力をするほうが、つらさに耐えているよりも有意義かつ楽だと思います。

人間は、前向きに状況が変わるかもしれないと思って行う行動には、積極的になれるしワクワクもします。よく心理学では「アイデンティティの確立」などと言われますが、自己の価値観と行っていること、つまり外部の環境とが一致したときは凄く力が発揮できると思います。

この反対、つまり、これは自分にとって、社会にとってあまり価値があるとは思えないと思うことに対しては、やる気も出ないし、やっていて変に疲れてしまいます。

よく「心地よい疲れ」といわれますが、前者は正にそれで、後者はなんとも言いようのないけだるい疲れなのです。問題はこのけだるい疲れをいかに作らないかだと私は思っています。そして、このけだるい疲れが、現代のうつ病患者増大の一因になっていると私は思っています。

また、このけだるい疲れは、休憩しても取れないところに特徴があります。心地よい疲れは、比較的短い小休止でも「よし、またやるか！」といった回復を見せますが、けだるい疲れにはそれがありません。

このけだるい疲れを溜めない最も良い方法は、自分の価値観に合わないことはできるだけしないことです。

私は現在もサラリーマンなのでどこまで書いていいものか迷ってしまいますが、正直私の現在の仕事と私の価値観は合っていません。私がうつ病を発症したのも、本当の原因はここにあるといっても過言ではありません。

本当のことを言うと、私はもう何年も前から自分の価値観に合う仕事を模索していますが、未だに見つからずにいます。私はモラトリアム人間と言われても何も反論できないくらい子供っぽい部分も持っています。良い言い方をすれば純粋な面もあるのですが、一方で大人になりきれていないのかもしれません。

でも私は、唯一、こうやって本を書いているときはアイデンティティがばっちり確立されるのです。では、会社を辞めて物書きになればいいじゃないかと思われる方もいるかもしれませんが、本の印税で生活していくことは至難の業というか、不可能に近いことなのです。

ちまたでよくベストセラーとか言われている誰もが知っているような本を連発して、はじめてそれを生業として生活していけると思ってもらって間違いないと思います。それくらい難しい世界でもあります。

私なんかは、到底その足元の足元にも及ばないのでそれは難しいですが、少なくとも私が本を書くということは、自己のアイデンティティに完全に合致しているのです。

だから、私は儲からなくても、これからも本を書き続けたいと考えています。本を出すことの素晴らしさは、けっして印税云々ということが主たる目的ではないくらい素晴らしい面があります。

それは、北は北海道から南は九州、沖縄まで、同時にたくさんの人々に影響を及ぼすことができるという点です。書いた本人とはまったく関係のないところで見知らぬ人に読んでもらえて、あわよくば感謝の手紙などをいただける。こんな素晴らしいことがあるでしょうか。そう、私は個人的には思っています。

要は、書くということが、私の「やりたいこと」であり、私はいずれはこれが本業になればなぁとなんとなく考えています。だから今のつらい状況も何とか我慢していられるという部分もあります。

したがって、「やりたいことをやる」といっても、それを「今すぐ実現する」と考えるのではなく、「いつかやる、そして、今すぐそれに向かって努力を始める」といった感覚を是非持って欲しいなあと思っています。

私のうつ的症状は、おそらく今の仕事を続けている限り、治らないと思っています。何度休職をしようが、どんな薬を飲もうが、それは絶対変わらないと思います。

皆さんも一度自分たちの現在従事していることを見直してみてはどうでしょうか。もしかしたら、自分の価値観に合わないことをやっているのではありませんか。人間は価値を見出せないことには絶対一生懸命になれないし、良い成果も出せないと私は思います。

うつ病を根底から完治するには、私はこの方法しかないと思っています。休養も良い、認知療法も良い、薬も良い、でもうつ病を根絶するのはやはり「やりたいことをやる」「価値観に合わないことはしない」ということに尽きると思います。

第七章　うつ病を軽減する職場のテクニック

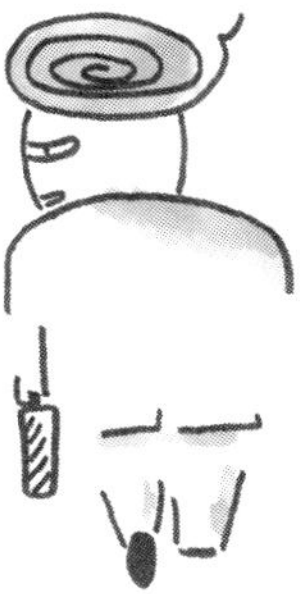

うつの仕事対策

スーボー／作

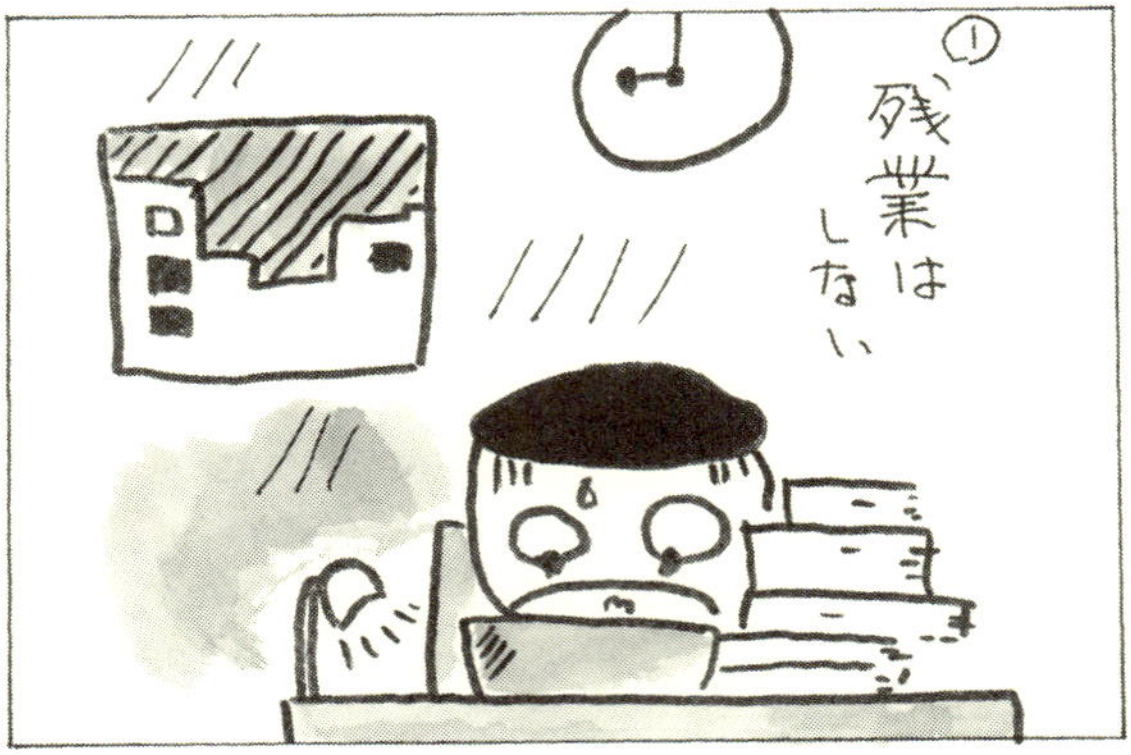
①
残業はしない

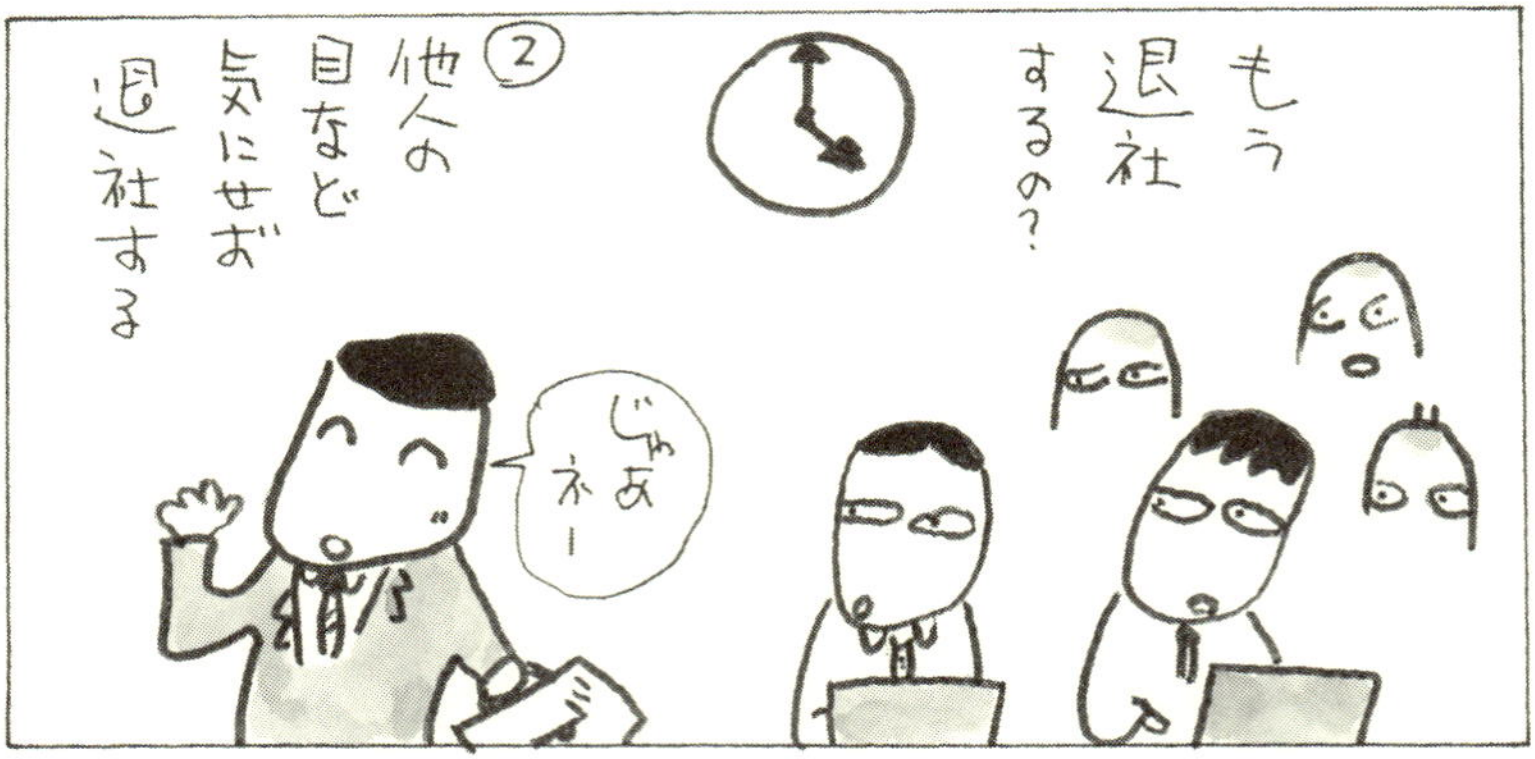
もう退社するの？
②
他人の目など気にせず退社する
じゃあネー

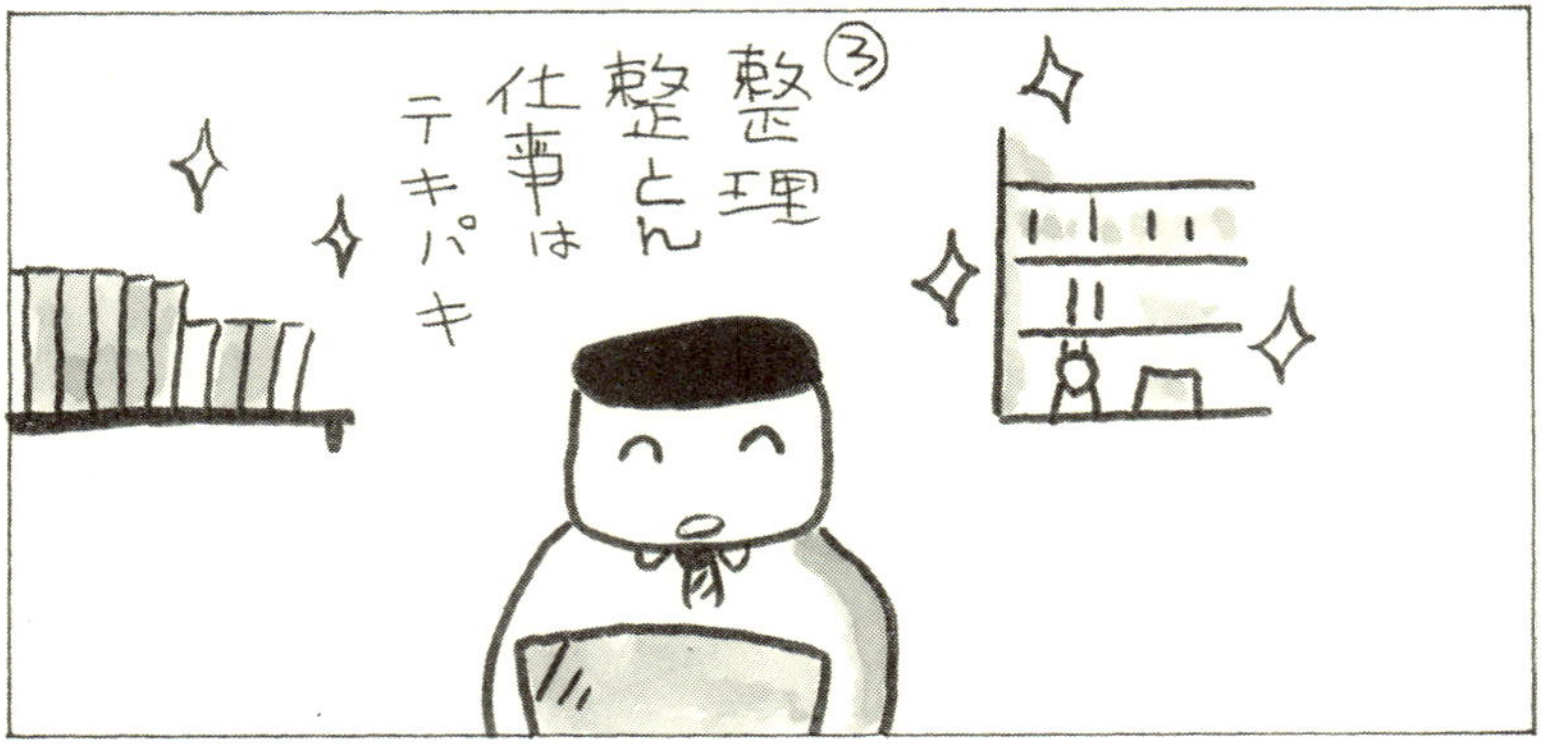
③
整理整とん
仕事はテキパキ

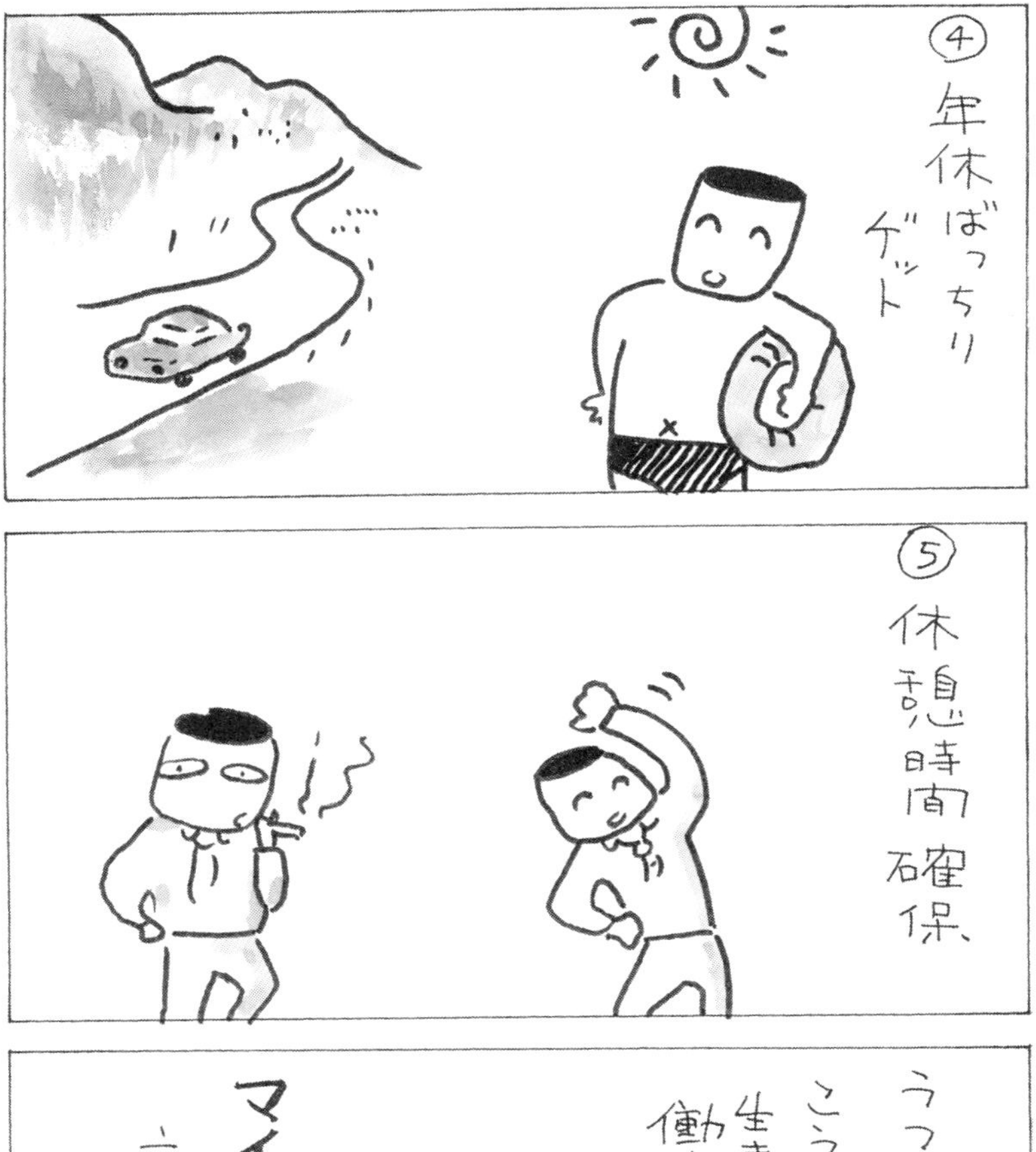
④
年休ばっちりゲット
⑤
休憩時間確保、
うつによく効く
こういう
生き方
働き方を
マイペースと
言います

私の発病、そして再発の原因は、たびたび触れているとおり、仕事そして職場でした。もちろん、これが全ての方に当てはまるわけではないと思いますが、私と同じようにうつ病に悩むサラリーマンは、非常に多いのではないかと思います。特に、タイトルや見出しにより、私と同じような悩みを持ってこの本を手に取ってくれた方もいるのではないでしょうか。

私は本書を書くにあたって、「悩んでいる人のお役に立ちたい」という気持ちがあります。ご承知の通り、実際には再発してしまい、まだ治癒していないわけですから、説得力に欠けるかも知れません。

しかし、私のこれまでの経験を生かし、自分が実際に職場でうつを軽減するためにしてきたテクニックを、最後にご紹介させていただきます。うつ病に悩みながら、休職せずに頑張っている皆さんのお役に少しでも立てればと願います。

残業は極力しない

残業というのはそもそも、定時（決められた最低限の退社時間）を過ぎても働き続けることですが、日本のサラリーマンの中で、これをやっていない人は特別な事情でもない限りほとんどいないと思われます。

「こうたくさんの仕事を次から次へと言い渡されたら、絶対定時になんかに帰れないよ。そんなことをしたら、むしろ自分の首を絞めてしまうことになる」

これが、一般的なサラリーマンの叫びではないかと思います。

確かに、現在では、従来の縦形の組織に加えて「プロジェクトチーム」や「小集団活動」のように横断的な組織にも組み込まれ、年々一人当たりの仕事量は増加しているようです。いくら早く帰ろうと思っても帰れないのが実情のようです。

ここで私に一つ提案があります。一人ひとりの労働時間を短縮した上で、ワーキングプアやネットカフェ難民、フリーターといった働き口に恵まれない人たちを積極的に雇用していけばどうでしょうか。

一方は、毎日たくさんの仕事を抱え、帰りは午前様。一方は何十社企業訪問をしても就職が決まらない。もちろん本人の能力差があることは事実です。企業にとって、人一人採用することに莫大な費用がかかるのも重々承知しています。それにしても、現状は極端すぎると私はつくづく思うのです。

一人当たりの仕事量の負担を軽減することによって、一人一人が少しでも早く帰社できるように、社会全体でこれらの問題に取り組んで欲しいと願っています。

雰囲気をあまり気にしない

そうはいっても、日本の会社内には定時なんかには絶対帰れない雰囲気が漂っているのも事実です。「そんなことをすれば、周りから白い目で見られるのがオチだよ」といった声が聞こえてきます。確かに現状ではそうでしょう。

でも、それを皆がやりだしたらどうなるでしょうか。徐々に帰りにくい雰囲気は氷解していくのではないでしょうか。最初は確かに皆どことなくぎこちなく、

「別に俺こんなに早く帰らなくてもいいのだけど」と思う人も中にはいると思います。そんな人は、もちろん無理して帰ることはありません。私が言っているのは、帰りたい人は堂々と帰れる職場の雰囲気に変えようということなのです。

そもそも決まった時間まで働いたのですから、帰って何が悪いのでしょう。そんなことを悪く思うほうが間違っています。周りが少々納得しようがしまいが、気にせず帰ることです。

そのために必要なことは、朝も必ず決まった時間には来て、仕事を開始していること。朝は遅れてくる、帰りは早く帰るでは誰も納得しません。そして、時間中は人一倍仕事に集中することです。

机の上には極力ものを置かない

よく机の上に書類を山積みしている人を見かけます。そんな状態でも仕事がよくできる人もいますが、仕事を効率よく処理するためにはやはり、その作業場である机の上は、綺麗に片付けたほうがはかどるでしょう。机の上に置くのは今やることに必要なものだけで十分で、それ以外の物は机の引き出しの中にしまうなどして整理をするべきです。

なんとなく机の上にものが一杯乗っていると何かものすごく忙しいような錯覚を起こしてしまい、精神的にゆとりを失ってしまうことも考えられます。

机を整理すれば仕事の生産性は必ず上がります。

要らないものはバンバン捨て、共有スペースを利用

机の上を整理するためには、一般の掃除と同じで、要らないものをいつまでも置いておかないで、さっさと捨ててしまいましょう。微妙なものまで捨てる必要はありませんが、できるだけ要らないものは捨てるに限ります。それだけでも机の上や中がかなりすっきりするはずです。よく、要らないものをいつまでも手元に置いている人がいますが、それでは書類がどんどん山積みになってしまうだけ

です。

ちなみに私の場合、必要かどうか微妙な書類についてはしばらく机の中にしまっておき、手が空いたときにもう一度見直してみます。すると、ほとんどの場合、要らないことに気付きます。その時点で私は破り捨てたり、再利用に回したり、シュレッダー（裁断機）にかけたりするのです。

そのときがなんとも言い様のないくらい気持ちがいいのです。捨てなければ絶対書類は増え続けます。要らないものはどんどん捨てるべきです。

さらに、個人的な書類や今すぐ使わない書類はどんどん共有のロッカーの中などにしまっていきましょう。ファイルや書類を共有スペースに入れるだけでも、何か肩の荷が少し下りたような気になるからです。

オフィスには、共有のロッカーや保管する場所が必ずあるはずです。それらは一体何のために設けられているのでしょうか。それは、情報を共有したり、いつでも誰でも書類が取り出しやすいようにするためではないでしょうか。

したがって、自分の机の上や中にある書類でも整理すればきっと共有ファイルなどに保管すべきものがあるはずです。

私なんかは、自分個人で極力持っているのが嫌なので、無理やりにでも何らかの接点を見つけては、共有のファイルやロッカー内にしまうように心がけています。そうすることによって、どれだけ机の上や中が綺麗に片付くことか。

そして、すっきりした気分で仕事に従事することができるのです。

やらなければいけないことは書き出す

仕事というのは、放っておいても次々に増えてくるものです。優先順位を付けろと言われても、どれも今すぐやらなければいけない案件ばかりというときもあります。そんなときは頭がパニックになって、気持ちの整理がつかなくなってしまいます。

「こんなにやることが一杯あると一体何から手をつけていいやらさっぱり分からない。もうお手上げだよ」

こういうこと、よくありませんか。

そんなときは、やらなければいけないことをスケジュール帳に全部書き出すとよいでしょう。ちなみに私は、パソコンのスケジュール表を利用しています。そこに、自分のやるべき仕事を大体の締め切りに合わせて、ドンドン書き込んでいくのです。

そうすると不思議なことに気づきます。

「あれだけ一杯と思っていた仕事なのに、よくよく考えれば、今すぐ、あるいは、今日中にやらなければいけないものは意外と少ないのでは？」と。

すると気持ちが少し落ち着くのです。

もしかしたら、これまでは明日以降でも構わない仕事を、一生懸命夜中までやっていたのかもしれません。この事実に気付くだけでも、定時に帰れる可能性は飛躍的に向上します。

その上で、仕事の優先順位を決めましょう。

スケジュール帳（表）に書き出したことで、何をするべきかが一目瞭然になりました。あとは、するべきことに優先順位を決めて並び替えるだけです。

抱えている仕事全てに優先順位を付けることは難しいかもしれませんが、今日一日の仕事に限定すれば、比較的優先順位が付けやすいと思います。

今日一日の優先順位が決まれば、後は一気呵成に仕事に集中することです。

その際、決して仕事を焦って雑にやってはいけません。あくまでも焦らず落ち着いてやってください。なぜなら、仕事というものは相手先があったり、複雑に様々な要因がからんでいて一筋縄ではいかない場合が多いので、焦って雑に処理するとかえって遅くなってしまうことがあるからです。

あくまでも仕事は丁寧に。そのほうが結果的に早く終わることが多いように思います。

「うつ」にならないアクシデントへの対応法

仕事は何でも思うようにスムーズに運ぶものではなく、アクシデントが付きものです。そんなときも決して焦らず冷静に対応してください。

例えば難しい案件の場合、即答する必要のないものであれば即答を避け、改めて涼しい頭で考えたほうがよいでしょう。そのほうが良いアイデアが出てくる可能性が高いからです。

アクシデントへの対応の際も、先ほどのスケジュール帳（表）に書き出す方法が有効です。当日中に処理が必要な案件なら書き出した内容を変更する必要はありませんが、アクシデントが原因で仕事の処理日が延びた場合などは、改めてその日にそのスケジュールを書き込むのです。そうすれば、もうその案件は今日やらなくて済むことになり、頭を悩ませる必要もなくなります。実行日までにゆっくりと考えればいいといったゆとりが出てくるのです。これも結果的に早く帰れる大きな要因となります。

アクシデントのことをいつまでもクヨクヨ考えても仕方がないし、そんなときは良いアイデアも多分浮かばないでしょう。アクシデントに焦りは禁物です。焦るとますます事態を悪化させてしまうことがよくあります。今すぐ解決しなければいけないもの以外は一端棚上げにしましょう。

使える年休は使う

私たち一般的なサラリーマンには通常年間二十日間の有給休暇が設けられています。そして、その二十日間は、残れば翌年に持ち越せるので、最大年間四十日間年休を取得できるのです。でも実際この年休を全部消化している人は少ないのではないでしょうか。

定時に帰るのと同じで、会社内には、目に見えない（年休も取りにくい）プレッシャーみたいなものが存在するのも事実だと思います。

でも、これも労働基準法で決められていることなのですから、本来は取れるべきもので、取れない雰囲気があるところに問題があるのです。これまでに述べてきた視点による時短により、是非この有給休暇の取得率も向上して欲しいと思います。

これも、残業同様皆がやればきっとできることなのです。ただ悲しいかな現時点ではそんな雰囲気が会社内に存在しませんから、仕方なしに皆我慢しているのであって、本当は誰だって休みたいと思っているはずです。でも本来は、その思いのとおり実行すればいいだけのことです。

そのためには、やはり会社のトップがそういった雰囲気を作ることも大事だし、一人ひとりの仕事量も見直す必要もあります。いくらトップが「年休を取得しろよ」と言葉だけかけても、仕事量をたくさん抱えていては、休むにも休めないからです。本当に年休を取得できるような一人ひとりの仕事を計数的に設定しなければなりません。

休憩時間が仕事の効率アップの鍵

私は通常の昼休み以外にも、ちょくちょく自分だけの休憩時間を設けています。例えばトイレの時間に合わせて、午前十時と午後三時といった具合に。製造現場ではよくこういった休憩時間を設けているところもありますが、それ以外の仕事でも可能なら是非実行してください。

なぜなら、人間の集中力というのは、せいぜいもって二時間くらいが限界だと考えるからです。いくら好きなことでも長時間やっていれば疲れてくるのに、あまり好きでもない難しい仕事をやっていれば、必ず疲れてきて集中力がなくなってきます。

そんなときは、だらだらと継続しないで、一旦その場を離れて小休止するとか、できれば身体を伸ばすなどして気分転換を図ることです。そうしたほうが、再び仕事に戻ったときの能率が必ずアップするからです。

タバコを吸う人ならタバコを吸いにいくことは効果的だし、吸わない人でも別にいつでも場を離れて、休憩すればいいのです。机にしがみついているのが大切なのではなく、いかに仕事の生産性を上げるかが重要なので、そのための小休止ならいくらでも仕事の合い間に挟んでも構わないし、誰に文句を言われる筋合いもないと思います。

休憩をうまく活用すれば、かえって残業をしないで、早く帰れることにつながります。

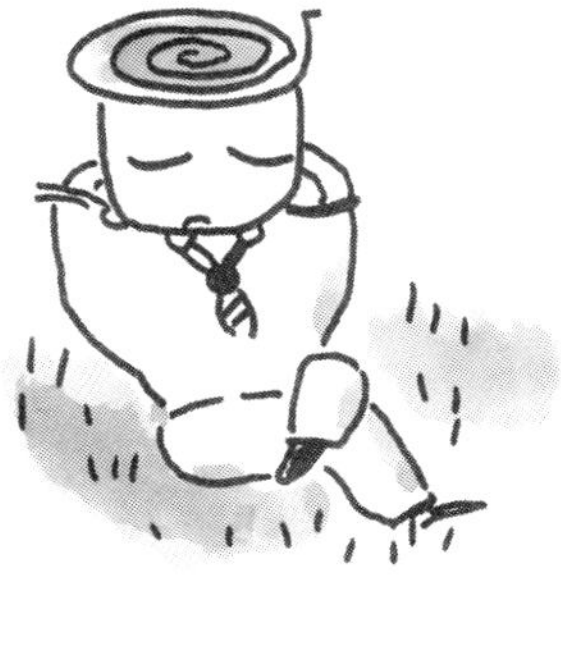

おわりに

私は、このあとがきを書いている現在、休職は五ヶ月目に突入しています。四ヶ月目の休職期間中、翌月からどうするかを主治医と話し合った結果、主治医の方から「まだ、復職は無理でしょう。これまでは一ヶ月毎に診断書を書いてきましたが、今回は三ヶ月にしといたらどうですか？　ちょこちょこ休みを延長するくらいならある程度まとめて取っておいたほうが精神的に良いですよ。三ヶ月書いたからといって、必ずしも三ヶ月休まなければいけないというものではなく、二ヶ月で調子が良ければ二ヶ月で復職してもいいのだから」と言われました。

確かに言われてみれば、主治医の言うとおりかもしれません。一ヶ月なんてすぐに経ってしまうし、本当にすぐに次の診断書を提出しなければならないので、非常にせわしなさを感じていたのも事実だからです。

したがって私は、当初、二ヶ月の休職期間を三ヶ月、四ヶ月と一ヶ月ずつ延ばし、五ヶ月目からは三ヶ月延ばすことにしたのです。

この先どうなるのかは正直私にもよく分かりません。

でも、この場を借りて最後にこれだけは言わせてほしいことがあります。

それは、「職場の皆さん、本当に申し訳ございません」ということをです。

なんだかんだ、自分の価値観や思想がどうのこうのと言っても、職場の皆さんに迷惑をかけていることだけは事実なのですから。

田村浩二（たむら　こうじ）

1967 年京都市生まれ。
主な著書
「実体験に基づくうつ病対処マニュアル５０か条」星和書店
「強迫性障害・聞きたいこと知りたいこと」星和書店
「実体験に基づく強迫性障害克服の鉄則３５」文芸社
「強迫性障害は治ります」ハート出版

装幀：サンク
表紙、本文イラスト・マンガ：スーボー

うつ再発　休職中の告白

平成 21 年2月 11 日　第１刷発行

著　者　田村 浩二
発行者　日高 裕明
発　行　株式会社ハート出版
〒171-0014 東京都豊島区池袋３-９-23
TEL.03(3590)6077 FAX.03(3590)6078
ハート出版ホームページ　http://www.810.co.jp

ISBN 978-4-89295-637-9 C0095　　編集担当・西山　　乱丁・落丁本はお取り替えいたします。

印刷・中央精版印刷株式会社